中国成人口腔健康状况报告

主　编　王春晓　王丽敏
副主编　李志新　司　燕

编　者（以姓氏笔画为序）
王丽敏　中国疾病预防控制中心慢性非传染性疾病预防控制中心
王春晓　中国疾病预防控制中心慢性非传染性疾病预防控制中心
司　燕　北京大学口腔医学院
阳　扬　中国疾病预防控制中心慢性非传染性疾病预防控制中心
李志新　中国疾病预防控制中心慢性非传染性疾病预防控制中心
李镒冲　中国疾病预防控制中心慢性非传染性疾病预防控制中心
张　梅　中国疾病预防控制中心慢性非传染性疾病预防控制中心
陈志华　中国疾病预防控制中心慢性非传染性疾病预防控制中心
赵振平　中国疾病预防控制中心慢性非传染性疾病预防控制中心
袁　超　北京大学口腔医学院
黄正京　中国疾病预防控制中心慢性非传染性疾病预防控制中心

人民卫生出版社

图书在版编目（CIP）数据

中国成人口腔健康状况报告 / 王春晓，王丽敏主编
.—北京：人民卫生出版社，2018
ISBN 978-7-117-27857-7

Ⅰ.①中… Ⅱ.①王…②王… Ⅲ.①口腔疾病－调
查报告－中国 Ⅳ.① R78

中国版本图书馆 CIP 数据核字（2018）第 293602 号

人卫智网	**www.ipmph.com**	**医学教育、学术、考试、健康，购书智慧智能综合服务平台**
人卫官网	**www.pmph.com**	**人卫官方资讯发布平台**

中国成人口腔健康状况报告

主　　编： 王春晓　王丽敏
出版发行： 人民卫生出版社（中继线 010-59780011）
地　　址： 北京市朝阳区潘家园南里 19 号
邮　　编： 100021
E - mail： pmph @ pmph.com
购书热线： 010-59787592　010-59787584　010-65264830
印　　刷： 北京顶佳世纪印刷有限公司
经　　销： 新华书店
开　　本： 787 × 1092　1/16　　**印张：** 9.5
字　　数： 231 千字
版　　次： 2019 年 1 月第 1 版　2019 年 1 月第 1 版第 1 次印刷
标准书号： ISBN 978-7-117-27857-7
定　　价： 52.00 元
打击盗版举报电话：010-59787491　E-mail：WQ @ pmph.com
（凡属印装质量问题请与本社市场营销中心联系退换）

前　言

为了解我国成年人口腔健康及口腔疾病危险因素流行水平，提高居民口腔健康水平，2013年，在国家重大公共卫生项目——中国慢病监测项目基础上，中国疾病预防控制中心慢性非传染性疾病预防控制中心组织开展了中国成人口腔健康调查。

全国30个省、自治区、直辖市（除外西藏）疾控中心负责调查工作在各省的具体组织实施，共60个县区疾控中心参与本次调查。原国家卫生计生委疾控局、各级卫生行政部门为调查工作提供了有力的行政支持，国家级口腔专家及各省口腔专业人员在调查中发挥了良好的技术支撑作用。经过大家的共同努力，克服了各种困难，保质保量地完成了现场调查工作和资料录入、分析工作。

本次调查是我国第一次针对18岁及以上成年人全人群的口腔健康调查，获取了十分宝贵的数据资料。本次调查结果能够客观反映我国成年人在各个年龄段的口腔健康状况等，其结果具有全国代表性。

《中国成人口腔健康状况报告》（以下简称《报告》）面向各级卫生行政部门、疾病预防控制机构、口腔预防专业的专业人员等读者，希望能够为他们提供我国成年人群的口腔健康状况与分布、口腔卫生行为习惯等方面的科学数据与信息，作为政策制定、目标规划、工作实施的科学依据。

本《报告》的出版凝聚了编者的大量心血，每一个数据、每一段文字都经过了反复核对和认真推敲。在《报告》编写阶段，多位公共卫生专家和口腔预防专家对《报告》框架和《报告》内容及文字给予了悉心指导，提出了宝贵的建议，在此向王临虹、王伟健、台保军、冯希平、刘雪楠、林焕彩、林居红、郑树国、荣文笙、胡德渝、黄少宏、韩永成等专家一并表示感谢！

最后，向在此次调查培训工作中做出突出贡献的北京大学口腔医院和重庆医科大学口腔医院，以及在现场实施工作中付出辛勤努力的全国30个省级疾病预防控制中心的同仁们表示诚挚的感谢！

编者

2018年9月

目 录

概 述

一、调查背景

口腔健康是人体健康的十大标准之一，是全身健康的基础。口腔疾病与重点慢性病如糖尿病、心血管疾病等有一些共同的危险因素，并且互相影响。国务院办公厅于 2017 年发布的《中国防治慢性病中长期规划（2017—2025 年）》中，明确将口腔疾病防治纳入了我国慢性病防治总体工作中，并且提出了具体预防策略和措施。

新中国成立以来，我国先后于 1983 年、1995 年、2005 年、2015 年进行过 4 次全国口腔健康流行病学调查，获得了不同年龄人群口腔健康状况的重要数据。但由于历次调查均采用世界卫生组织推荐的捷径调查方法，调查对象局限于特定年龄或年龄段，在 18 岁及以上年龄成年人中，调查仅获取了 35~44 岁和 65~74 岁两个年龄段成年人的数据（2015 年获取了 35~44 岁、55~64 岁和 65~74 岁三个年龄段数据），用于代表中年人和老年人的口腔健康状况，尚不能全面体现我国成年人的整体口腔健康状况水平。因此，有必要开展覆盖全年龄段成年人群的抽样调查，以全面了解我国成年人的口腔健康状况及其危险因素水平。

中国疾病预防控制中心慢性非传染性疾病预防控制中心（以下简称“中国疾控中心慢病中心”）于 2004 年、2007 年、2010 年开展了三次针对我国常住居民的慢性病及其危险因素监测。根据《财政部、国家卫生和计划生育委员会关于下达 2013 年重大公共卫生服务项目补助资金的通知》（财社〔2013〕146 号）《中国疾病预防控制中心关于印发中国慢性病及其危险因素监测（2013）总体工作方案的通知》（中疾控社发〔2013〕182 号）文件要求，在原国家卫生和计划生育委员会疾病预防控制局的支持下，中国疾控中心慢病中心于 2013—2014 年在全国 31 个省（自治区、直辖市）和新疆生产建设兵团的 302 个监测点开展了中国慢性病及其危险因素监测第四次现场调查。并在其中的 30 个省（自治区、直辖市）随机抽取了 60 个监测点，对其中 18 岁及以上调查对象增加了口腔健康检查内容，从而获得具有全国代表性的成年人口腔健康数据。

本次调查内容不仅包括了人群患龋情况等口腔健康状况，而且包括人群口腔健康危险因素如吸烟、饮酒、含糖饮料摄入、不良口腔卫生行为习惯等。通过本次调查，不仅可以了解目前中国成年人群的口腔健康水平和口腔疾病负担，并且可以掌握目前口腔健康危险因素流行现状，为科学预估将来一段时间我国人群的口腔健康状况和口腔疾病负担提供基础依据。

二、调查目的

掌握我国18岁及以上常住居民主要口腔疾病患病情况、口腔卫生知识与行为、相关危险因素的水平与分布，为制定国家和区域性口腔疾病预防控制目标、确定口腔疾病预防控制优先领域、制定防控策略与措施提供科学依据。

三、调查设计

（一）调查对象、内容和方法

1. 调查对象

调查地区18岁及以上常住居民（调查前12个月内，在调查地区居住6个月以上，且年龄大于或等于18岁的居民。）

2. 调查内容和方法

调查包括问卷调查和口腔健康检查两部分。

问卷调查由经过统一培训的调查员采用面对面询问的方式进行调查。调查内容包括：口腔健康危险因素（吸烟、饮酒、不合理膳食等），口腔就医情况、洁治、刷牙等卫生行为，口腔健康状况自我评价等。

口腔健康检查采用世界卫生组织制定的《口腔健康调查基本方法》（第四版）的调查方法和标准。由经过严格培训并考核合格的口腔执业医师（检查员）和护士（记录员）共同完成。口腔健康检查所需CPI探针等器械由中国疾控中心慢病中心统一配发。口腔检查内容包括：牙列状况、牙周状况、义齿修复状况。

（二）抽样设计

1. 抽样原则

保证全国样本的代表性，兼顾区域（东、中、西部）和城乡代表性，即保证全国样本在社会经济发展状况、人口年龄和性别构成方面与全国、各区域和城乡情况一致。同时，兼顾经济有效原则和抽样方案的可行性。

2. 监测点的确定

为充分利用全国疾病监测点系统资源，中国疾控中心慢病中心将口腔健康调查与中国慢性病及其危险因素监测有机整合，同时开展。2013年中国慢性病及其危险因素监测在原全国疾病监测系统161个监测点的基础上扩大到302个监测点。本次口腔健康调查是在国家原161个监测点基础上，按照分层（东、中、西部，城、乡）随机抽样的原则，抽取60个县区作为调查地区。原则上保证各省至少有1个监测点入选（因考虑到西藏现场工作实施的困难和问题，西藏除外）。

本《报告》中东中西部省份分类：东部省份包括北京、天津、河北、辽宁、上海、江苏、浙江、福建、山东、广东、海南 11 个省份；中部省份包括山西、吉林、黑龙江、安徽、江西、河南、湖北、湖南 8 个省份；西部省份包括内蒙古、广西、重庆、四川、贵州、云南、陕西、甘肃、青海、宁夏、新疆 11 个省份。

3. 样本量

为保障工作的便捷性和有效性，每个监测点口腔调查样本量和慢病监测样本量一致。

慢病监测样本量采用公式 $N=deff\,\frac{u_{\alpha}^{2}\,p(1-p)}{d^{2}}$ 进行计算。各参数的含义及取值为：置信水平取 95%（双侧），相应的 u=1.96；概率 p 取 2010 年监测糖尿病患病率 9.7%；设计效率 $deff$ 值取为 3；相对误差 r=20%，d=20% × 9.7%。根据上述参数取值，计算得到平均每个监测点样本量为 558.2 人。考虑到家庭置换可能造成的精度损失，以及抽样分配的方便性，所以统一将每个监测点的样本量定为 600 人。

口腔疾病（龋病、牙周病等）患病率显著高于糖尿病患病率，因此，以上样本量完全能够满足口腔调查的需要。考虑到工作实施的可行性，因此，被抽中的监测点全部 600 名调查对象均接受了口腔健康检查和问卷调查。全国理论总调查样本量为 600 人 / 监测点 ×60 监测点 =36 000 人。

4. 抽样设计

中国成人口腔健康调查的抽样设计同中国慢性病及其危险因素监测抽样设计一致。按照多阶段分层整群抽样的方法，在每个监测点随机抽取 4 个乡镇（街道），每个乡镇（街道）随机抽取 3 个村（居委会），每个村（居委会）随机抽取 50 户，每户随机抽取 1 名 18 岁及以上常住居民进行调查。各阶段抽样方式见表 1–1。

表 1–1 中国成人口腔健康调查（2013）的抽样设计

抽样阶段	样本分配	抽样方法
第一阶段	随机抽取 4 个乡镇（街道）	与人口规模成比例的整群抽样（PPS）
第二阶段	随机抽取 3 个行政村（居委会）	与人口规模成比例的整群抽样（PPS）
第三阶段	随机抽取 1 个村民 / 居民小组（至少 50 户）	整群随机抽样
第四阶段	每个家庭随机抽取 1 人	KISH 表法

5. 居民户的置换

发生以下情况，需要对抽取的居民户进行置换：

（1）调查时抽取的居民户住房被拆除；

（2）调查时抽取的居民户已无人居住；

（3）调查时老住户已经搬离，搬入了新住户，如果该住户的成员满足 18 岁及以上常住居民条件，则新住户为被调查户，否则该住户需要置换；

（4）抽取的居民户中没有 18 岁及以上常住居民；

（5）调查对象不在家，与当地村 / 居委会联系或直接与该户联系，重新预约调查时间，必须至少进行三次联系，如果确实不能获取调查对象（如外出打工），则置换该居民户；

（6）调查对象拒绝调查，虽经多次劝说，仍然不愿配合的对象，予以置换；

（7）调查对象因健康原因不能接受调查，如存在认知或语言障碍等情况，应予以置换。

居民户置换的百分比不能超过 10%，居民户置换时，应按照就近置换的原则，选取与调查户在同一个村民 / 居民小组中未被抽中的居民户，或相邻村民 / 居民小组中的居民户进行置换，置换居民户的家庭结构要与原居民户相似。对于置换户，沿用分配给原居民户的 KISH 表确定调查对象。

四、数据库结构

本次调查数据经在线数据管理平台录入。根据调查内容，调查数据分为调查问卷数据库和口腔检查数据库。两个数据库之间通过个人编码进行关联合并。

五、统计分析方法

（一）数据清理

制定统一的数据清理方案。数据清理包括对重复数据的剔除，对缺失值、逻辑错误和离群值的诊断及处理，对重要缺失信息（年龄、性别）的填补，对所有数据错误的统计分析等。

（二）数据分析方法

1. 统计分析

分析主要以年龄、性别、城乡和地域（东部、中部、西部）作为分层因素，采用率、构成比、均数等指标进行统计描述。为使统计结果能够代表 18 岁及以上人群，调查结果采用复杂抽样加权调整方法调整。全部统计分析采用 SAS9.4 软件完成。本《报告》中所有率或构成比数据均保留小数点后 1 位数字，所有均数数据均保留小数点后 2 位数字。

2. 加权调整

由于本次调查采用了多阶段复杂抽样设计，需要对样本进行抽样加权。由于抽样造成了某些重要指标在样本与总体分布上的偏差（主要为年龄和性别的偏差），故需要进一步对样本结构进行事后分层调整。

（1）抽样权重。按照本次调查的抽样设计，样本个体的抽样权重如下：

$$Ws=Ws1 \times Ws2 \times Ws3 \times Ws4 \times Ws5 \times Ws6 \times Ws7$$

Ws1 为样本县 / 区的抽样权重，即全国 161 个疾病监测点的抽样权重。其值为分层简单随机抽样下样本县 / 区抽样概率的倒数。计算时，考虑全国县 / 区分层因素包括省（31 层）、人口规模（高 / 低 2 层）和城市化率（高 / 低 2 层），共计 124 层。计算公式如下：

Ws1= 样本个体所在分层的县（区）总数（全国所有县 / 区范围内）/ 样本个体所在分层的县（区）样本个数

Ws2 为样本县 / 区的二次抽样权重，即从全国 161 个监测点中，随机抽取出 60 个监测点的权重。其值为分层简单随机抽样下样本县/区抽样概率的倒数。计算时，考虑东中西部（3层）和城乡（2层）因素。计算公式如下：

Ws2=样本个体所在分层的县（区）总数（在161个监测点范围内）/样本个体所在分层的县（区）样本个数

Ws3为样本乡镇/街道的抽样权重，由SAS在PPS抽样过程中计算生成，其值为与人口数成比例的PPS抽样下样本乡镇/街道抽样概率的倒数。

Ws4为样本村/居委会的抽样权重，由SAS在PPS抽样过程中计算生成，其值为与人口数成比例的PPS抽样下样本村/居委会抽样概率的倒数。

Ws5为样本村/居民小组的抽样权重，由于每个村/居委会只抽取一个居民小组，权重的取值为个体所在村/居委会居民小组的数量。

Ws6为样本家庭户的抽样权重，其值为个体所在家庭入样概率的倒数，即村/居民小组总家庭户数除以该小组参加调查的家庭户数。

Ws7为样本个人的抽样权重，其值为调查个体入样概率的倒数。由于每个家庭只抽取1个成年人参与调查，权重值即为个体所在家庭满足调查条件的成年人数量。

（2）事后分层权重

考虑的分层因素为：性别2层（男性、女性），年龄13层（18~24，25~29，30~34，35~39，40~44，45~49，50~54，55~59，60~64，65~69，70~74，75~79，80+），城乡2层（城市、农村），地区3层（东、中、西部）。将抽样权重加权的监测样本与全国样本按照分层因素分为156层。将抽样权重加权的调查样本与全国第六次人口普查人口按照上述因素进行相同分层后，每层事后分层权重值的计算如下：

Wps，k=普查在第K层的人口数/样本在第K层的抽样权重之和。

样本个体的最终权重：W=Ws×Wps，k

六、指标定义标准

（一）口腔健康状况指标

（1）DT：恒牙龋坏的牙数。

（2）MT：恒牙缺失的牙数。

（3）FT：恒牙充填的牙数。

（4）DMFT：恒牙龋坏、缺失、因龋充填的牙数。

（5）DFT：恒牙龋坏及因龋充填的牙数。

（6）龋均（DMFT）：以DMFT计算，人均恒牙龋坏、缺失及因龋充填的牙数。

（7）平均龋补牙数（DFT）：以DFT计算，人均恒牙龋坏及因龋充填的牙数。

（8）患龋率（DMFT）：以DMFT计算，患龋人数占受检人数的百分比。即至少有一颗牙齿为龋坏、缺失或因龋充填的人（DMFT ≥ 1）占受检人数的百分比。

（9）患龋率（DFT）：以DFT计算，患龋人数占受检人数的百分比。即至少有一颗牙齿为龋坏或因龋充填的人（DFT ≥ 1）占受检人数的百分比。

（10）最高CPI记分：受检对象全部6个检查区段中，CPI记分最高的分数作为受检对象的最高 CPI 记分。每名受检对象有一个最高 CPI 记分。

（11）CPI 记分区段分布：受检对象的所有检查区段中，CPI 记分分别为 0，1，2，3，4，5 的区段数在所有区段中所占的比例。

（12）平均牙齿留存数目：受检对象在检查当日平均存留的牙数。

（13）无牙颌率：牙齿留存数目为“0”（全口无牙）的人数占受检人数的百分比。

（14）义齿修复需要：口腔检查发现有（或曾经有过）牙齿缺失，需要进行义齿修复的人视为有义齿修复需要。

（15）义齿修复率：在有修复需要的人群中，已经进行过义齿修复的人数比例，含完全修复和部分修复两种情况。义齿修复包括种植义齿、固定义齿、可摘局部义齿、全口义齿。非正规义齿不视为修复。

（16）义齿完全修复率：在有修复需要的人群中，已经完成全部义齿修复，不需要再行修复的人数比例。

（二）口腔卫生行为习惯指标

（1）1 年内口腔就医率：调查对象在 1 年内曾经到医疗机构寻求治疗、咨询、预防或其他口腔保健服务的人数占调查人数的百分比。

（2）口腔就医率：调查对象曾经到医疗机构寻求治疗、咨询、预防或其他口腔保健服务的人数占调查人数的百分比。

（3）1 年内牙周洁治率：调查对象 1 年内曾经到医疗机构进行牙周洁治（洗牙）的人数占调查人数的百分比。

（4）牙周洁治率：调查对象曾经到医疗机构进行过牙周洁治（洗牙）的人数占调查人数的百分比。

（5）刷牙率：每天至少刷牙 1 次的人群占调查对象的百分比。

（6）早晚刷牙率：每天坚持早晚 2 次刷牙的人群占调查对象的百分比。

（三）口腔健康危险因素指标

（1）现在吸烟率：调查时吸烟的成人（包括每日吸烟者和偶尔吸烟者）占调查对象的比例。

（2）过去 30 天饮酒率：过去 30 天内有饮酒行为者在总人群中所占的比例。饮酒行为是指喝过含有乙醇成分的饮料，包括白酒、啤酒、黄酒、果酒、糯米酒、青稞酒等。

（3）过去 12 个月饮酒率：过去 12 个月内有饮酒行为者在总人群中所占的比例。

（4）平均每日含糖碳酸饮料摄入量：人群平均每人每天摄入含糖碳酸饮料的毫升数。含糖碳酸饮料指在制作过程中人工添加了单糖或双糖的含二氧化碳气体的饮料。

（5）平均每日果汁 / 果味饮料摄入量：人群平均每人每天摄入果汁 / 果味饮料的毫升数。果汁 / 果味饮料是指在纯果汁基础上，添加辅料和添加剂制作的饮料，或全部由辅料和添加剂配制而成的水果味饮料。

（6）含糖碳酸饮料摄入频率：是指平均多长时间（每天、每周、每月等）喝一次含糖碳酸饮料。

（7）果汁 / 果味饮料摄入频率：是指平均多长时间（每天、每周、每月等）喝一次果汁/果味饮料。

七、质量控制

(一)工作方案及问卷论证

中国疾控中心慢病中心制定了2013年口腔健康调查工作方案和调查问卷、口腔检查表。同时组成口腔健康调查国家项目办和专家组,国家项目办设在中国疾控中心慢病中心,成员由中国疾控中心慢病中心、北京大学口腔医学院相关专业人员组成;专家组由中华口腔医学会口腔预防专委会、国内各大口腔医学院校口腔预防权威专家组成。制定统一的口腔检查和记录标准,工作方案、调查问卷、口腔检查表均经过专家组多次讨论论证。

(二)口腔检查人员要求

每省确定一名口腔检查技术负责人。技术负责人需具备口腔执业医师资格,副高职称及以上,经过国家统一培训与考核,并能够胜任对监测点口腔检查者和记录者进行技术培训与考核工作,能够参加现场口腔检查工作督导。

每个监测点确定2~3名口腔检查者和2~3名记录者。检查者应具备口腔执业医师资格;有团队精神、身体健康、有耐心;能够自始至终完成监测工作;接受省级专业培训并考核合格。记录者由具备一定口腔临床工作经验的护士担任,其和口腔检查者能够良好合作。

(三)技术培训与考核

现场调查开始前,国家项目办组织全国各省技术负责人进行专业培训,统一检查方法和记录标准。国家项目办指定参考检查者,所有省技术负责人均进行龋病检查标准一致性检验,计算Kappa值。Kappa值达到0.8为合格。对Kappa值低于0.8的技术负责人,重新进行培训和考核,直到合格为止。考核结果显示,全国31省(自治区、直辖市)技术负责人与国家参考检查者龋病检查标准一致性检验Kappa值为0.83~1.00之间,全部考核合格。

各省技术负责人负责对本省所有检查人员进行专业培训,并作为参考检查者,对本省检查者进行一致性检验。各省检查者与本省参考检查者的龋病检查标准一致性检验Kappa值均达到0.8以上。

对所有参加问卷调查的人员均进行了专门培训,统一提问方式,统一判断标准。

(四)现场问卷调查和口腔检查的质量控制

现场条件符合要求,口腔检查现场相对独立,照明良好。统一配备器械物资,国家项目办统一配备CPI探针,各省统一配备便携式牙椅、一次性口腔检查包/盒(内含:托盘、口镜、镊子、围巾、手套等)、口腔检查照明灯。统一现场工作流程,检查顺序为:牙列状况-牙周状况-义齿修复状况。

省级技术负责人对各监测点情况进行技术指导,每天现场抽查至少10名受检者,进行口腔检查,发现问题及时查找原因并纠正。调查问卷完成后,均由质控人员进行现场核查，发现漏填、逻辑错误、填写不清的情况，当场予以纠正，没有问题后受检人员方可以离开。

（五）数据录入与整理分析过程质量控制

各监测点数据录入采用国家项目办统一编制、下发的录入程序，各监测点由专人录入口腔检查表，所有问卷均要求两次平行录入。省级项目办定期检查各监测点数据录入质量，发现问题及时反馈。

中国疾控中心慢病中心及专家组多次讨论确定数据清理和分析方案，两组人员独立撰写数据清理程序并合并清理结果，发现问题及时与各省进行沟通、核对。由两组人员严格按照数据分析方案独立编写分析程序、分析结果并校对结果。

调查结果

一、调查对象基本情况

(一) 调查对象性别、年龄、地区分布

本次调查 18 岁及以上有效样本为 34 348 人，其中男性 14 686 人，占 42.8%，女性 19 662 人，占 57.2%，女性比例高于男性；城市居民 19 176 人，占 55.8%，农村居民 15 172 人，占 44.2%，城市居民的比例高于农村；东、中、西部地区分别为 12 743 人（37.1%），12 842 人（37.4%），8763 人（25.5%）。18~44 岁、45~59 岁、60 岁及以上人群样本量分别为 11 476 人（33.4%）、13 395 人（39.0%）、9477 人（27.6%）。

见表 2-1、表 2-2。

表 2-1　不同性别、年龄、地区调查样本数

		合计				城市				农村			
		合计	东部	中部	西部	合计	东部	中部	西部	合计	东部	中部	西部
合计	小计	34348	12743	12842	8763	19176	7297	7336	4543	15172	5446	5506	4220
	18~44 岁	11476	4075	4286	3115	6476	2237	2543	1696	5000	1838	1743	1419
	45~59 岁	13395	5147	5198	3050	7278	2893	2835	1550	6117	2254	2363	1500
	60 岁及以上	9477	3521	3358	2598	5422	2167	1958	1297	4055	1354	1400	1301
男性	小计	14686	5462	5534	3690	7894	3051	3009	1834	6792	2411	2525	1856
	18~44 岁	4965	1805	1864	1296	2784	998	1074	712	2181	807	790	584
	45~59 岁	5374	2064	2126	1184	2783	1107	1089	587	2591	957	1037	597
	60 岁及以上	4347	1593	1544	1210	2327	946	846	535	2020	647	698	675
女性	小计	19662	7281	7308	5073	11282	4246	4327	2709	8380	3035	2981	2364
	18~44 岁	6511	2270	2422	1819	3692	1239	1469	984	2819	1031	953	835
	45~59 岁	8021	3083	3072	1866	4495	1786	1746	963	3526	1297	1326	903
	60 岁及以上	5130	1928	1814	1388	3095	1221	1112	762	2035	707	702	626

表 2-2 不同性别、年龄、地区调查对象构成（%）

		合计				城市				农村			
		合计	东部	中部	西部	合计	东部	中部	西部	合计	东部	中部	西部
合计	小计	100.0	100.0	100.0	100.0	100.0	100.0	100.0	100.0	100.0	100.0	100.0	100.0
	18~44 岁	33.4	32.0	33.4	35.5	33.8	30.7	34.7	37.3	33.0	33.7	31.7	33.6
	45~59 岁	39.0	40.4	40.5	34.8	38.0	39.6	38.6	34.1	40.3	41.4	42.9	35.5
	60 岁及以上	27.6	27.6	26.1	29.6	28.3	29.7	26.7	28.5	26.7	24.9	25.4	30.8
男性	小计	42.8	42.9	43.1	42.1	41.2	41.8	41.0	40.4	44.8	44.3	45.9	44.0
	18~44 岁	14.5	14.2	14.5	14.8	14.5	13.7	14.6	15.7	14.4	14.8	14.3	13.8
	45~59 岁	15.6	16.2	16.6	13.5	14.5	15.2	14.8	12.9	17.1	17.6	18.8	14.1
	60 岁及以上	12.7	12.5	12.0	13.8	12.1	13.0	11.5	11.8	13.3	11.9	12.7	16.0
女性	小计	57.2	57.1	56.9	57.9	58.8	58.2	59.0	59.6	55.2	55.7	54.1	56.0
	18~44 岁	19.0	17.8	18.9	20.8	19.3	17.0	20.0	21.7	18.6	18.9	17.3	19.8
	45~59 岁	23.4	24.2	23.9	21.3	23.4	24.5	23.8	21.2	23.2	23.8	24.1	21.4
	60 岁及以上	14.9	15.1	14.1	15.8	16.1	16.7	15.2	16.8	13.4	13.0	12.7	14.8

（二）调查对象的教育水平、婚姻状况、职业和民族分布

调查样本中，文盲或半文盲、小学、初中、高中或中专、大专及以上教育水平者的比例依次为 15.1%、15.2%、35.9%、21.1%、12.7%。农村小学及以下文化程度者的比例（41.9%）明显高于城市（19.9%），而城市高中以上文化程度者的比例（47.3%）明显高于农村（18.7%）。

调查样本中，已婚或同居者比例最高，占 77.2%；其次，未婚者占 17.9%；离婚或丧偶者占 4.9%。

调查样本中，农林牧渔水利人员最多，占 35.4%；其次为家务人员，占 11.8%；技术人员、商业服务人员、生产运输人员分别占本次的比例为 8.7%、7.6%、6.8%；在校学生、办事人员、行政干部分别占 4.5%、3.6%、2.1%；军人最少，不足 0.1%。

调查样本中，汉族居民所占比例最高，为 95.6%；其次为满族居民，为 1.5%。

见表 2-3。

表 2-3 调查对象教育水平、婚姻状况、职业、民族构成（%）

	合计				城市				农村			
	小计	东部	中部	西部	小计	东部	中部	西部	小计	东部	中部	西部
教育水平												
文盲、半文盲	15.1	12.0	13.4	21.7	8.6	7.7	9.7	8.7	22.3	18.0	17.9	31.3
小学	15.2	11.8	16.8	18.4	11.3	9.2	13.7	11.6	19.6	15.4	20.4	23.5
初中	35.9	38.1	36.7	31.6	32.8	34.7	31.4	31.1	39.3	42.7	43.1	32.0
高中 / 中专	21.1	24.7	19.8	17.3	26.8	29.2	24.5	25.4	14.7	18.4	14.2	11.2
大专及以上	12.7	13.4	13.3	11.0	20.5	19.1	20.7	23.2	4.0	5.6	4.4	1.9

续表

	合计				城市				农村			
	小计	东部	中部	西部	小计	东部	中部	西部	小计	东部	中部	西部
婚姻状况												
单身	17.9	19.9	16.3	16.9	19.3	20.3	17.0	20.6	16.4	19.3	15.4	14.2
已婚 / 同居	77.2	76.9	78.0	76.5	75.8	76.7	77.1	72.0	78.7	77.3	79.1	79.9
离婚 / 丧偶 / 分居	4.9	3.1	5.7	6.5	4.9	3.0	5.8	7.4	4.9	3.3	5.5	5.9
职业												
农林牧渔水利	35.4	31.7	34.0	42.7	17.2	17.4	19.1	13.9	55.8	51.5	51.7	64.3
生产运输	6.8	9.7	5.3	4.2	6.7	10.0	5.2	2.5	6.8	9.4	5.3	5.5
商业服务	7.6	8.6	6.0	8.1	10.6	11.2	8.3	13.0	4.3	5.0	3.3	4.5
行政干部	2.1	2.3	2.2	1.7	3.2	2.8	3.6	3.2	0.9	1.5	0.5	0.5
办事人员	3.6	3.2	4.4	3.0	6.3	5.1	7.7	6.4	0.5	0.7	0.5	0.4
技术人员	8.7	9.0	8.1	9.1	12.7	11.8	11.8	15.7	4.4	5.1	3.7	4.2
军人	0.1	0.0	0.2	0.1	0.1	0.1	0.1	0.1	0.1	.	0.3	.
其他劳动者	9.5	10.8	9.7	7.4	12.5	15.0	10.8	9.8	6.2	5.1	8.3	5.5
在校学生	4.5	5.2	3.8	4.3	4.5	5.2	3.0	5.5	4.4	5.1	4.7	3.3
未就业	4.6	4.0	5.5	4.6	5.5	4.2	6.0	7.4	3.7	3.7	4.8	2.5
家务	11.8	10.4	15.2	9.8	11.2	8.9	14.3	10.9	12.5	12.4	16.2	8.9
离退休人员	5.3	5.0	5.7	5.1	9.5	8.2	10.0	11.5	0.5	0.5	0.6	0.3
民族												
汉族	95.6	94.2	98.3	94.3	96.9	97.0	97.8	95.2	94.1	90.4	98.9	93.6
壮族	0.8	0.2	0.1	2.3	0.4	0.1	0.1	1.2	1.2	0.4	0.1	3.2
满族	1.5	3.2	0.7	0.0	0.9	1.2	0.9	0.1	2.3	5.9	0.5	0.0
回族	0.4	0.1	0.6	0.4	0.6	0.2	1.0	0.5	0.2	0.0	0.2	0.4
苗族	0.1	0.0	0.1	0.1	0.0	0.0	0.0	0.1	0.1	0.0	0.2	0.1
维吾尔族	0.0	.	.	0.1	0.1	.	.	0.2	.	.	.	.
彝族	0.0	0.0	.	0.0	0.0	.	.	0.0	0.0	0.0	.	.
土家族	0.0	0.0	0.0	0.1	0.1	0.0	0.0	0.2	0.0	0.0	0.0	0.0
蒙古族	0.8	2.0	0.0	0.0	0.5	1.1	0.0	0.0	1.1	3.2	0.0	.
朝鲜族	0.0	0.0	0.0	.	0.0	0.0	0.1	.	0.0	0.0	.	.
藏族	0.0	.	.	0.1	0.0	.	.	0.0	0.0	.	.	0.1
其他	0.8	0.2	0.1	2.5	0.6	0.3	0.0	2.2	0.9	0.1	0.1	2.7

二、口腔健康状况

（一）龋病患病状况

1. 龋均

2013 年我国 18 岁及以上居民龋均为 5.35 颗，其中男性为 4.90 颗，女性为 5.81 颗，女性高于男性。城市和农村居民龋均分别为 4.78 颗和 6.00 颗，农村高于城市。东、中、西部地区居民龋均分别为 4.19 颗、5.51 颗、6.89 颗，西部地区最高，东部地区最低。

无论性别、城乡和东中西部地区，龋均都随着年龄的增加而明显增高（18~44 岁组 2.87 颗、45~59 岁 5.98 颗、60 岁及以上 13.67 颗）。

我国 18 岁及以上居民龋均（DMFT）见表 2–4，图 2–1、图 2–2。

2. 平均龋补牙数

2013 年我国 18 岁及以上居民平均龋补牙数（DFT）为 1.77 颗，其中男性为 1.51 颗，女性为 2.04 颗，女性高于男性。城市和农村居民分别为 1.71 颗和 1.84 颗，农村高于城市。东、中、西部地区居民分别为 1.63 颗、1.83 颗、1.91 颗，西部地区最高，东部地区最低。

无论性别、城乡和东中西部地区，平均龋补牙数（DFT）都随着年龄的增加而增高（18~44 岁组 1.39 颗、45~59 岁 2.11 颗、60 岁及以上 2.66 颗）。

我国 18 岁及以上居民平均龋补牙数（DFT）见表 2–4。

表 2–4 不同性别、年龄、地区人群患龋情况

		DT		MT		FT		DMFT		DFT	
		均数	标准差	均数	标准差	均数	标准差	均数	标准差	均数	标准差
合计	小计	1.32	2.46	3.58	6.97	0.45	2.05	5.35	7.71	1.77	3.21
	18~44 岁	1.06	2.07	1.47	3.12	0.34	1.43	2.87	4.28	1.39	2.60
	45~59 岁	1.51	2.36	3.87	5.43	0.60	2.07	5.98	6.40	2.11	3.14
	60 岁及以上	2.02	2.95	11.01	9.46	0.65	2.58	13.67	9.68	2.66	3.84
男性	小计	1.17	2.40	3.39	7.11	0.34	1.67	4.90	7.76	1.51	2.93
	18~44 岁	0.90	1.86	1.51	3.18	0.26	1.09	2.67	4.03	1.16	2.20
	45~59 岁	1.34	2.25	3.56	5.52	0.40	1.49	5.30	6.23	1.74	2.70
	60 岁及以上	1.97	2.98	10.40	9.43	0.54	2.30	12.91	9.66	2.51	3.69
女性	小计	1.47	2.50	3.78	6.87	0.57	2.28	5.81	7.66	2.04	3.39
	18~44 岁	1.22	2.19	1.43	3.08	0.41	1.63	3.07	4.43	1.63	2.83
	45~59 岁	1.69	2.42	4.19	5.38	0.82	2.36	6.70	6.49	2.51	3.37
	60 岁及以上	2.06	2.92	11.58	9.49	0.75	2.78	14.40	9.69	2.81	3.96
城市	小计	1.18	2.34	3.07	6.34	0.54	2.04	4.78	7.13	1.71	3.13
	18~44 岁	0.93	1.92	1.23	2.76	0.42	1.56	2.58	3.92	1.35	2.57
	45~59 岁	1.41	2.26	3.60	4.80	0.72	2.17	5.73	5.85	2.13	3.13
	60 岁及以上	1.81	2.81	9.78	8.78	0.71	2.35	12.30	9.09	2.52	3.61

续表

		DT		MT		FT		DMFT		DFT	
		均数	标准差	均数	标准差	均数	标准差	均数	标准差	均数	标准差
农村	小计	1.48	2.60	4.16	7.66	0.36	2.05	6.00	8.35	1.84	3.32
	18~44岁	1.21	2.23	1.75	3.53	0.24	1.23	3.20	4.70	1.45	2.64
	45~59岁	1.62	2.47	4.18	6.07	0.48	1.93	6.27	6.98	2.10	3.16
	60岁及以上	2.21	3.12	12.15	10.11	0.58	2.85	14.94	10.23	2.80	4.14
东部	小计	1.15	2.64	2.55	6.79	0.48	2.43	4.19	7.78	1.63	3.56
	18~44岁	0.95	2.40	1.08	3.19	0.33	1.64	2.36	4.72	1.28	2.97
	45~59岁	1.37	2.52	3.48	5.41	0.60	2.23	5.46	6.59	1.97	3.33
	60岁及以上	1.84	3.02	9.13	9.20	1.12	3.30	12.09	9.68	2.96	4.35
中部	小计	1.30	2.15	3.68	7.01	0.52	1.98	5.51	7.56	1.83	2.94
	18~44岁	1.01	1.74	1.48	2.80	0.40	1.45	2.89	3.89	1.41	2.38
	45~59岁	1.58	2.22	4.14	5.54	0.72	2.18	6.44	6.36	2.29	3.10
	60岁及以上	1.95	2.48	11.32	9.47	0.65	2.21	13.91	9.41	2.59	3.25
西部	小计	1.60	2.59	4.98	7.19	0.31	1.43	6.89	7.83	1.91	3.01
	18~44岁	1.32	1.98	2.15	3.42	0.26	1.03	3.72	4.19	1.57	2.30
	45~59岁	1.64	2.30	4.10	5.28	0.43	1.50	6.18	6.12	2.07	2.83
	60岁及以上	2.18	3.36	12.03	9.73	0.33	1.73	14.55	10.00	2.52	3.78

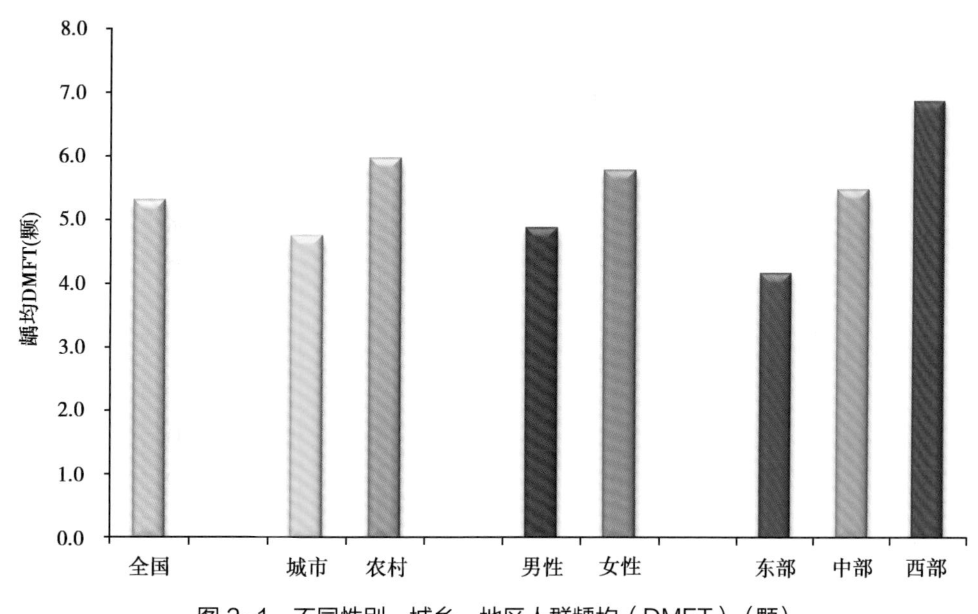

图 2-1 不同性别、城乡、地区人群龋均（DMFT）（颗）

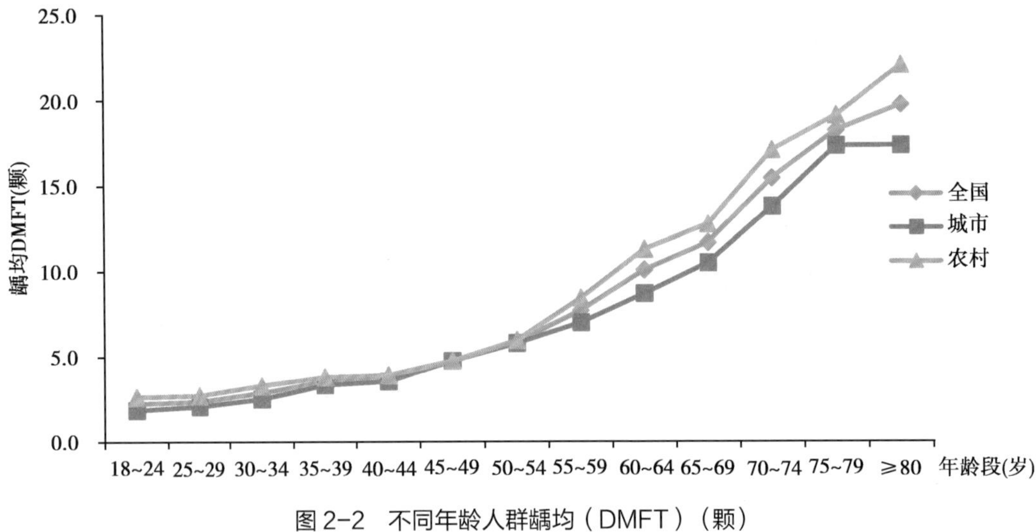

图 2-2 不同年龄人群龋均（DMFT）（颗）

3. 患龋率

以 DMFT 计算，2013 年我国 18 岁及以上居民的患龋率为 74.4%，其中男性为 72.2%，女性为 76.6%，女性高于男性。城市和农村居民患龋率（DMFT）分别为 72.7% 和 76.2%，农村高于城市。东、中、西部地区居民患龋率分别为 69.0%、77.5% 和 78.5%，西部地区最高，东部地区最低。男性中，西部地区最高（79.5%），东部地区最低（65.6%）。女性中，中部地区最高（80.2%），东部地区最低（72.8%）。无论性别、城乡和东中西部地区，患龋率（DMFT）均随年龄的增长而增加（18~44 岁 64.0%、45~59 岁 86.4%、60 岁及以上 95.1%）。

以 DFT 计算，2013 年我国 18 岁及以上居民的患龋率（DFT）为 51.8%，其中男性为 48.4%，女性为 55.3%。女性高于男性。男性人群中，60 岁及以上年龄组患龋率最高（58.8%），18~44 岁年龄组最低（43.4%）；女性人群中，45~59 岁年龄组最高（64.8%），18~44 岁年龄组最低（50.6%）。城市和农村居民患龋率（DFT）分别为 50.8% 和 53.0%，农村高于城市。东、中、西部地区居民患龋率（DFT）分别为 50.0%、54.5% 和 51.3%，中部地区最高，东部地区最低。男性中，西部地区最高（51.3%），东部地区最低（45.4%）。女性中，中部地区最高（59.1%），西部地区最低（51.3%）。

我国 18 岁及以上居民患龋率见表 2-5，图 2-3、图 2-4。

表 2-5 不同性别、年龄、地区人群患龋率（%）

		患龋率（%）		
		DMFT	DFT	DT
合计	小计	74.4	51.8	46.1
	18~44 岁	64.0	47.0	41.4
	45~59 岁	86.4	59.4	52.8
	60 岁及以上	95.1	58.7	53.6

续表

		患龋率（%）		
		DMFT	DFT	DT
男性	小计	72.2	48.4	42.8
	18~44 岁	61.8	43.4	37.9
	45~59 岁	83.5	54.2	47.8
	60 岁及以上	95.0	58.8	54.2
女性	小计	76.6	55.3	49.4
	18~44 岁	66.3	50.6	45.0
	45~59 岁	89.4	64.8	57.9
	60 岁及以上	95.2	58.6	53.1
城市	小计	72.7	50.8	43.8
	18~44 岁	62.2	45.2	38.6
	45~59 岁	85.9	59.4	51.1
	60 岁及以上	94.8	59.7	52.8
农村	小计	76.2	53.0	48.7
	18~44 岁	66.2	49.0	44.6
	45~59 岁	86.9	59.4	54.6
	60 岁及以上	95.4	57.8	54.4
东部	小计	69.0	50.0	43.7
	18~44 岁	59.1	45.7	39.9
	45~59 岁	84.7	57.5	50.4
	60 岁及以上	93.5	59.2	52.0
中部	小计	77.5	54.5	48.0
	18~44 岁	66.9	48.4	41.9
	45~59 岁	89.4	63.0	56.2
	60 岁及以上	97.1	63.1	56.8
西部	小计	78.5	51.3	47.2
	18~44 岁	69.0	47.3	43.4
	45~59 岁	84.6	57.1	51.4
	60 岁及以上	94.6	55.2	52.4

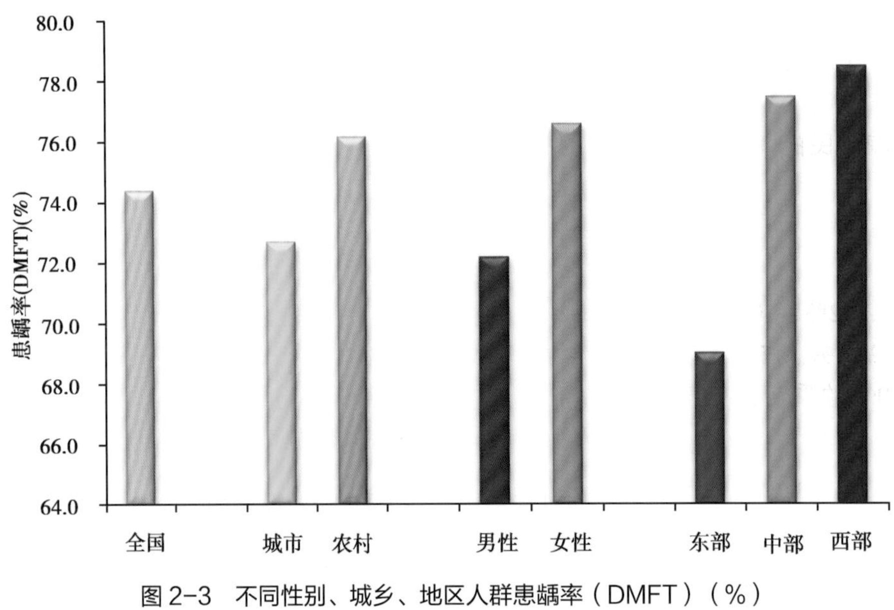

图 2-3 不同性别、城乡、地区人群患龋率（DMFT）（%）

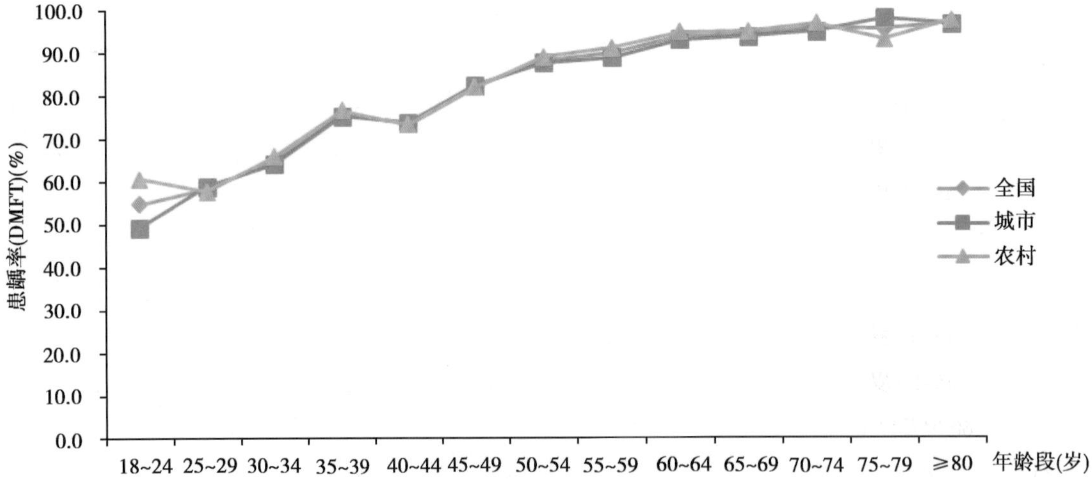

图 2-4 不同年龄人群患龋率（DMFT）（%）

（二）牙周健康状况

1. 最高 CPI 记分分布

2013 年我国 18 岁及以上居民的最高 CPI 记分分别为牙周健康（记为“0”）、牙龈出血（记为“1”）、牙石（无牙龈出血）（记为“2”）、牙石（有牙龈出血）（记为“3”）、浅牙周袋（记为“4”）、深牙周袋（记为“5”）的受检者占受检人数的构成比依次为 15.9%、2.9%、28.7%、26.8%、18.0%、7.7%。其中男性的最高 CPI 记分分布构成比依次为 14.5%、2.3%、28.9%、25.6%、19.0%、9.7%，女性的最高 CPI 记分分布构成比依次为 17.0%、3.3%、28.6%、27.6%、17.2%、6.3%。

城市居民的 CPI 最高记分分布构成比依次为 16.6%、3.5%、27.7%、24.9%、19.2%、8.1%，农村居民的 CPI 最高记分分布构成比依次为 15.0%、2.1%、30.0%、29.2%、16.5%、7.3%。

东、中、西部地区居民 CPI 最高记分分布构成比依次为 16.5%、3.7%、19.7%、26.6%、23.2%、10.4%，15.4%、2.6%、35.9%、25.3%、14.7%、6.3%，15.9%、2.2%、31.2%、29.3%、15.3%、6.1%。

15.9% 的受检者最高 CPI 记分为“牙周健康”，随着年龄增长，最高记分为“牙周健康”的受检者所占比例逐渐降低，从最高的 33.3%（18~24 岁）下降到 9.0%（45~49 岁），50 岁之后，人群所占比例逐步上升。

18.0% 的受检者最高 CPI 记分为“浅牙周袋”，7.7% 的受检查者最高 CPI 记分为“深牙周袋”。最高记分为“浅牙周袋”和“深牙周袋”的人数比例均随年龄增长而逐渐上升。

见表 2–6，图 2–5。

表 2–6 不同性别、年龄、地区最高 CPI 记分分布（%）

		牙周健康	牙龈出血	牙石（无牙龈出血）	牙石（有牙龈出血）	浅牙周袋	深牙周袋
合计	小计	15.9	2.9	28.7	26.8	18.0	7.7
	18~44 岁	19.3	3.8	32.0	30.1	11.9	2.8
	45~59 岁	9.8	2.6	29.7	28.3	20.8	8.9
	60 岁及以上	20.5	2.3	23.3	20.6	21.4	12.0
男性	小计	14.5	2.3	28.9	25.6	19.0	9.7
	18~44 岁	17.4	3.2	33.1	29.1	13.5	3.7
	45~59 岁	8.3	2.1	29.6	26.7	21.7	11.7
	60 岁及以上	18.8	1.7	23.2	20.2	22.1	14.1
女性	小计	17.0	3.3	28.6	27.6	17.2	6.3
	18~44 岁	20.8	4.2	31.2	31.0	10.7	2.1
	45~59 岁	10.7	3.0	29.7	29.3	20.2	7.1
	60 岁及以上	22.0	2.7	23.4	20.8	20.8	10.2
城市	小计	16.6	3.5	27.7	24.9	19.2	8.1
	18~44 岁	22.9	4.3	31.4	27.1	11.7	2.7
	45~59 岁	9.5	3.5	28.6	26.6	22.3	9.5
	60 岁及以上	18.7	2.7	22.0	19.9	24.0	12.7

续表

		牙周健康	牙龈出血	牙石（无牙龈出血）	牙石（有牙龈出血）	浅牙周袋	深牙周袋
农村	小计	15.0	2.1	30.0	29.2	16.5	7.3
	18~44 岁	14.7	3.1	32.9	34.1	12.3	3.0
	45~59 岁	10.0	1.6	31.0	30.2	18.9	8.3
	60 岁及以上	22.9	1.7	25.0	21.5	17.9	11.0
东部	小计	16.5	3.7	19.7	26.6	23.2	10.4
	18~44 岁	22.2	4.7	23.4	30.8	15.1	3.7
	45~59 岁	9.9	3.7	20.2	26.8	26.8	12.7
	60 岁及以上	19.5	2.6	14.6	21.3	27.4	14.7
中部	小计	15.4	2.6	35.9	25.3	14.7	6.3
	18~44 岁	18.5	3.9	39.7	26.6	9.0	2.3
	45~59 岁	9.8	2.1	37.4	27.7	16.7	6.3
	60 岁及以上	20.0	1.8	28.6	19.7	18.8	11.2
西部	小计	15.9	2.2	31.2	29.3	15.3	6.1
	18~44 岁	16.8	2.4	32.5	34.1	11.8	2.4
	45~59 岁	9.4	1.8	32.4	31.6	17.7	7.1
	60 岁及以上	22.5	2.5	28.2	20.6	16.7	9.4

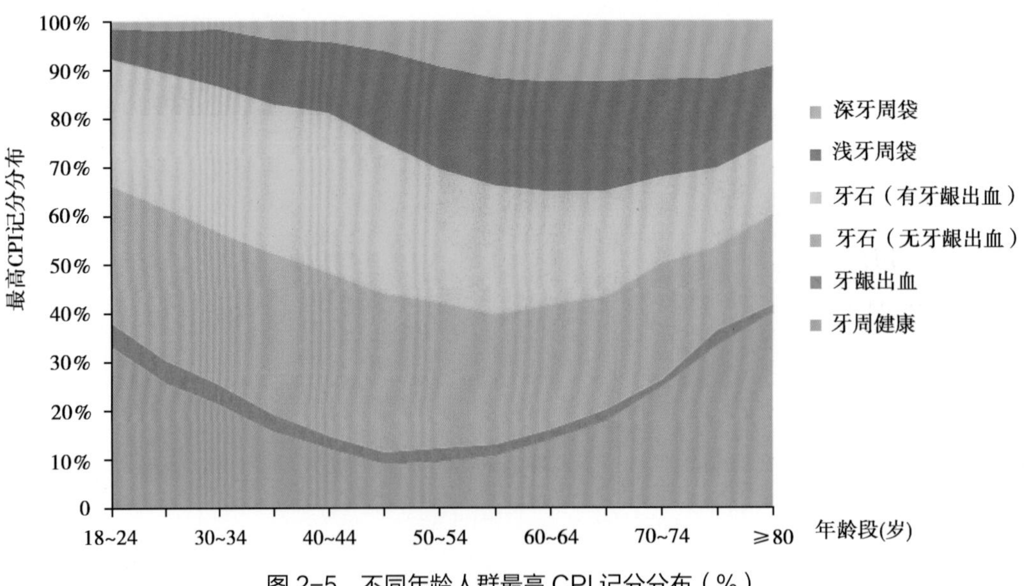

图 2-5 不同年龄人群最高 CPI 记分分布（%）

2. CPI记分区段分布

在所有受检者中，CPI记分分别为牙周健康（记为“0”）、牙龈出血（记为“1”）、牙石（无牙龈出血）（记为“2”）、牙石（有牙龈出血）（记为“3”）、浅牙周袋（记为“4”）、深牙周袋（记为“5”）的区段构成比依次为25.8%、5.4%、28.0%、18.6%、7.8%、2.7%。其中男性的CPI记分区段分布构成比依次为22.3%、4.7%、30.0%、19.0%、8.7%、3.6%，女性的CPI记分区段分布构成比依次为28.4%、6.0%、26.5%、18.3%、7.2%、2.1%。

城市居民的CPI记分区段分布构成比依次为29.6%、6.1%、26.7%、16.6%、8.5%、2.8%，农村居民的CPI记分区段分布构成比为20.9%、4.6%、29.6%、21.0%、6.9%、2.7%。

东、中、西部地区居民CPI记分区段分布构成比依次为25.6%、5.0%、20.1%、23.0%、10.7%、3.6%，28.6%、5.8%、32.0%、13.7%、6.1%、2.2%，22.0%、5.5%、33.5%、19.4%、6.1%、2.4%。

CPI记分为“牙周健康”的区段数所占比例随着年龄的增长而逐渐下降。CPI记分为“浅牙周袋”和“深牙周袋”的分布比例均随着年龄的增长而逐渐上升。CPI记分为“牙周健康”的比例城市大于农村，女性多于男性。

CPI记分区段分布见表2-7，图2-6、图2-7。

表2-7 不同性别、年龄、地区人群CPI记分区段分布（%）

		牙周健康	牙龈出血	牙石（无牙龈出血）	牙石（有牙龈出血）	浅牙周袋	深牙周袋	其他
合计	小计	25.8	5.4	28.0	18.6	7.8	2.7	11.7
	18~44岁	37.8	6.1	28.6	19.2	4.7	1.0	2.6
	45~59岁	22.5	5.7	30.4	20.6	9.1	3.2	8.5
	60岁及以上	15.8	4.2	23.8	14.9	9.7	4.3	27.3
男性	小计	22.3	4.7	30.0	19.0	8.7	3.6	11.7
	18~44岁	34.3	5.5	31.5	19.4	5.6	1.3	2.4
	45~59岁	18.5	4.9	32.3	21.5	10.2	4.3	8.3
	60岁及以上	13.1	3.5	25.3	15.4	10.3	5.3	27.1
女性	小计	28.4	6.0	26.5	18.3	7.2	2.1	11.5
	18~44岁	40.5	6.6	26.4	19.1	4.0	0.7	2.7
	45~59岁	25.1	6.2	29.1	20.0	8.4	2.4	8.8
	60岁及以上	18.1	4.9	22.6	14.5	9.1	3.4	27.4
城市	小计	29.6	6.1	26.7	16.6	8.5	2.8	9.7
	18~44岁	43.9	6.4	26.5	15.9	4.6	0.9	1.8
	45~59岁	25.5	6.5	29.2	18.5	10.1	3.3	6.9
	60岁及以上	18.0	5.1	23.6	14.9	11.1	4.3	23.0

续表

		牙周健康	牙龈出血	牙石（无牙龈出血）	牙石（有牙龈出血）	浅牙周袋	深牙周袋	其他
农村	小计	20.9	4.6	29.6	21.0	6.9	2.7	14.3
	18~44 岁	30.0	5.8	31.4	23.5	4.9	1.1	3.3
	45~59 岁	18.9	4.7	31.8	23.1	8.0	3.0	10.5
	60 岁及以上	12.8	3.1	24.2	14.8	7.8	4.3	33.0
东部	小计	25.6	5.0	20.1	23.0	10.7	3.6	12.0
	18~44 岁	39.9	5.5	19.8	24.1	6.4	1.3	3.0
	45~59 岁	21.7	4.8	22.2	25.0	12.7	4.3	9.3
	60 岁及以上	14.4	4.6	17.3	18.7	12.7	5.1	27.2
中部	小计	28.6	5.8	32.0	13.7	6.1	2.2	11.6
	18~44 岁	41.9	6.5	32.1	13.1	3.5	0.7	2.2
	45~59 岁	25.1	6.3	35.3	15.5	6.8	2.2	8.8
	60 岁及以上	16.7	4.2	26.8	11.6	8.5	3.9	28.3
西部	小计	22.0	5.5	33.5	19.4	6.1	2.4	11.1
	18~44 岁	29.4	6.4	35.2	21.4	4.3	0.9	2.4
	45~59 岁	19.2	6.0	35.7	21.9	7.1	2.9	7.2
	60 岁及以上	16.4	3.9	28.8	14.0	7.0	3.7	26.2

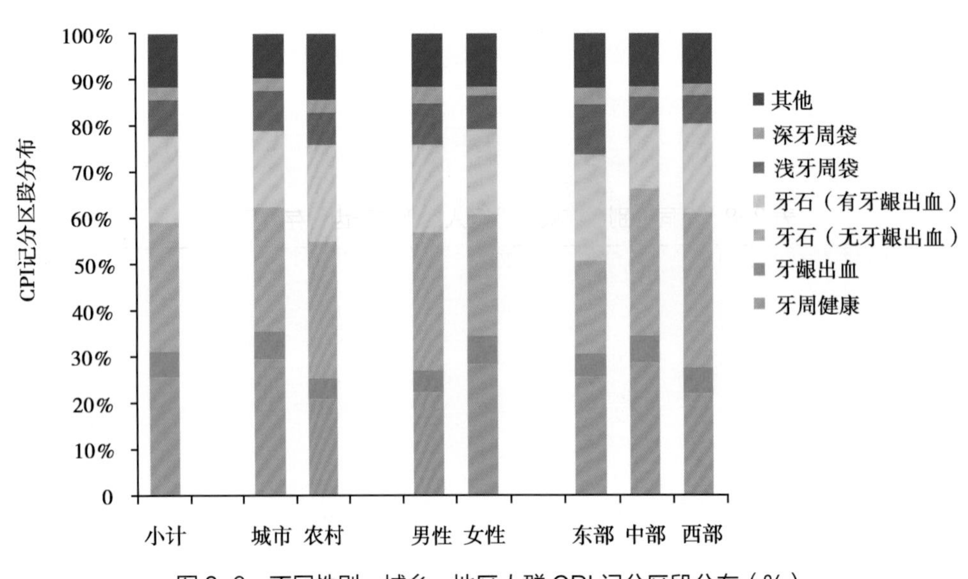

图 2-6 不同性别、城乡、地区人群 CPI 记分区段分布（%）

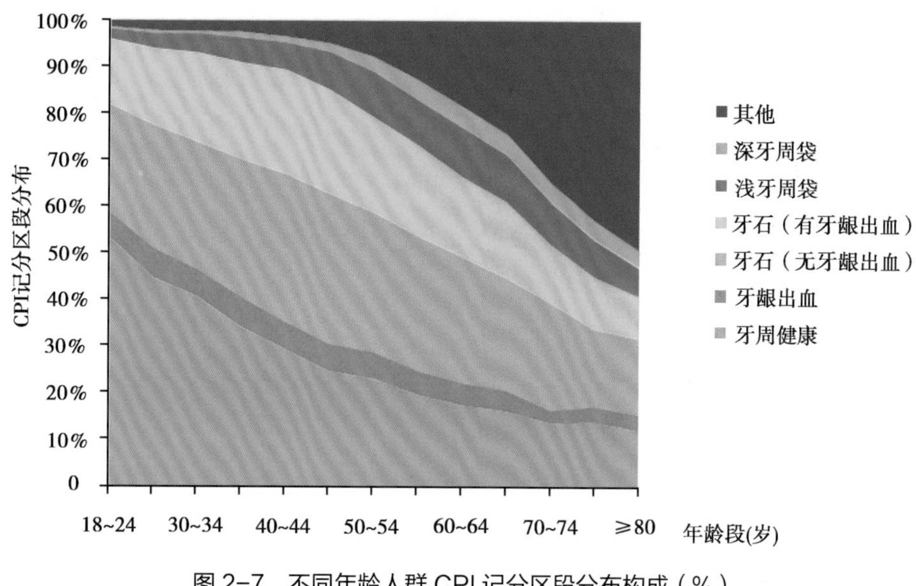

图 2-7 不同年龄人群 CPI 记分区段分布构成（%）

（三）牙齿存留状况

1. 平均牙齿留存数目

2013 年我国 18 岁及以上居民平均牙齿留存数目为 28.42 颗。其中男性为 28.61 颗，女性为 28.22 颗。男性与女性平均牙齿留存数目接近。城市和农村居民的平均牙齿存留数目分别为 28.93 颗和 27.84 颗，城市略高于农村。东、中、西部地区居民的平均牙齿存留数目分别为 29.45 颗，28.32 颗和 27.02 颗。东部地区的平均牙齿留存数目最高，西部地区的平均牙齿留存数目最低。

随着年龄增长，各年龄组人群平均牙齿留存数目逐渐减少（18~44 岁、45~59 岁、60 岁及以上依次为 30.53 颗、28.13 颗、20.99 颗）。

见表 2-8，图 2-8、图 2-9。

表 2-8 不同性别、年龄、地区人群平均牙齿留存数目（颗）

		小计		东部		中部		西部	
		均数	标准差	均数	标准差	均数	标准差	均数	标准差
合计	小计	28.42	6.88	29.45	6.69	28.32	6.87	27.02	7.16
	18~44 岁	30.53	3.22	30.92	3.27	30.52	2.89	29.85	3.58
	45~59 岁	28.13	5.43	28.52	5.39	27.86	5.50	27.90	5.36
	60 岁及以上	20.99	9.40	22.87	9.11	20.68	9.42	19.97	9.72

续表

		小计		东部		中部		西部	
		均数	标准差	均数	标准差	均数	标准差	均数	标准差
男性	小计	28.61	7.00	29.63	6.76	28.56	7.05	27.03	7.28
	18~44岁	30.49	3.28	30.89	3.42	30.57	2.87	29.57	3.63
	45~59岁	28.44	5.51	28.85	5.46	28.21	5.47	28.08	5.68
	60岁及以上	21.60	9.35	23.20	9.00	21.17	9.53	20.89	9.52
女性	小计	28.22	6.78	29.24	6.63	28.08	6.72	27.00	7.08
	18~44岁	30.57	3.18	30.95	3.15	30.47	2.89	30.09	3.55
	45~59岁	27.81	5.37	28.16	5.34	27.50	5.53	27.70	5.15
	60岁及以上	20.42	9.44	22.57	9.19	20.22	9.33	19.04	9.88
城市	小计	28.93	6.26	29.68	6.08	28.39	6.37	28.27	6.34
	18~44岁	30.77	2.88	31.01	3.12	30.53	2.65	30.59	2.87
	45~59岁	28.40	4.81	28.68	4.80	27.86	4.88	28.85	4.66
	60岁及以上	22.22	8.72	24.02	8.19	21.64	8.99	20.99	9.07
农村	小计	27.84	7.56	29.13	7.41	28.23	7.45	26.08	7.84
	18~44岁	30.25	3.62	30.80	3.45	30.51	3.19	29.20	4.22
	45~59岁	27.82	6.06	28.27	6.05	27.85	6.15	27.26	5.93
	60岁及以上	19.85	10.07	21.37	10.21	19.39	9.87	19.39	10.12

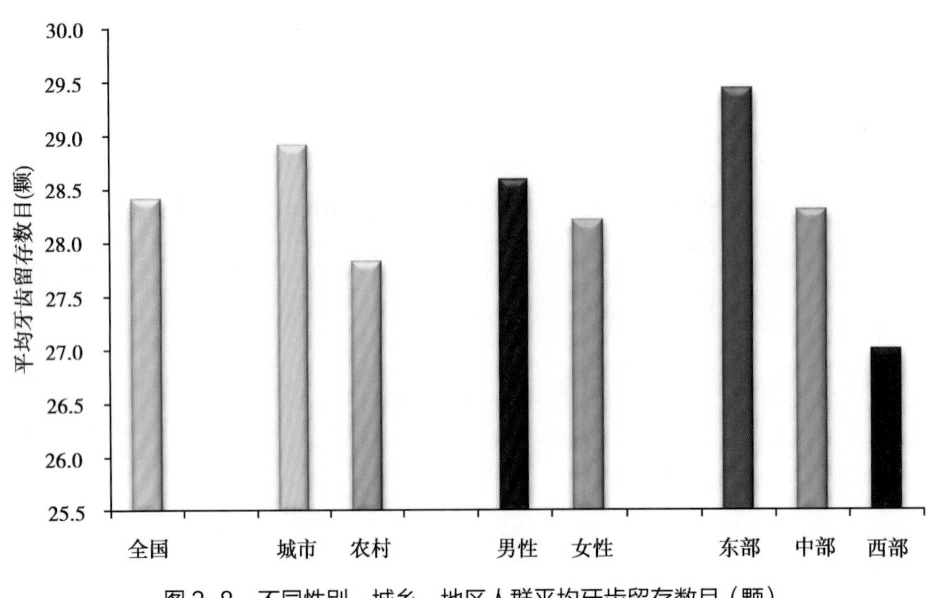

图 2-8　不同性别、城乡、地区人群平均牙齿留存数目（颗）

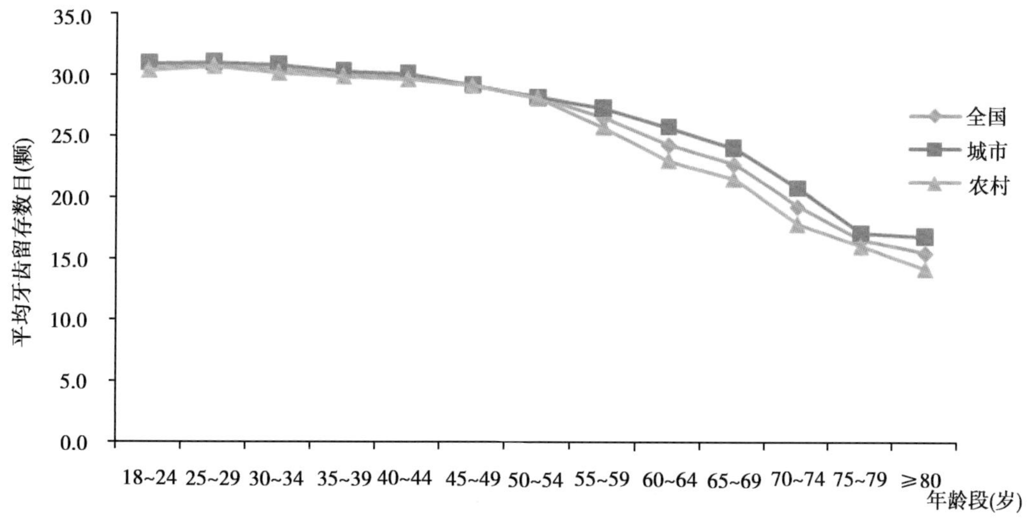

图 2-9 不同年龄人群平均牙齿留存数目（颗）

2. 无牙颌率

2013 年我国 18 岁及以上居民的无牙颌率为 2.1%。其中男性为 1.9%，女性为 2.3%，女性高于男性。城市和农村居民的无牙颌率分别为 1.5% 和 2.8%，农村高于城市。东、中、西部地区居民的无牙颌率依次为 1.1%、1.9%、3.8%。西部地区最高，东部地区最低。无论性别、城乡和东中西部地区，无牙颌率均随年龄的增长而增加（18~44 岁、45~59 岁、60 岁及以上依次为 0.2%、1.1%、10.6%）。见表 2-9，图 2-10、图 2-11。

表 2-9 不同性别、年龄、地区人群无牙颌率（%）

		小计	东部	中部	西部
合计	小计	2.1	1.1	1.9	3.8
	18~44 岁	0.2	0.1	0.1	0.5
	45~59 岁	1.1	0.8	1.1	1.4
	60 岁及以上	10.6	7.5	9.7	13.3
男性	小计	1.9	1.0	1.7	3.6
	18~44 岁	0.2	0.2	0.2	0.2
	45~59 岁	0.8	0.9	1.1	0.4
	60 岁及以上	10.0	6.7	8.5	13.2

续表

		小计	东部	中部	西部
女性	小计	2.3	1.2	2.0	4.1
	18~44 岁	0.3	0.1	0.0	0.7
	45~59 岁	1.3	0.7	1.2	2.5
	60 岁及以上	11.1	8.2	10.8	13.4
城市	小计	1.5	0.8	1.4	2.7
	18~44 岁	0.1	0.2	0.0	0.0
	45~59 岁	0.8	0.7	1.1	0.4
	60 岁及以上	8.2	5.3	6.9	12.8
农村	小计	2.8	1.5	2.4	4.7
	18~44 岁	0.4	0.1	0.2	0.9
	45~59 岁	1.4	0.9	1.2	2.1
	60 岁及以上	12.8	10.3	13.5	13.6

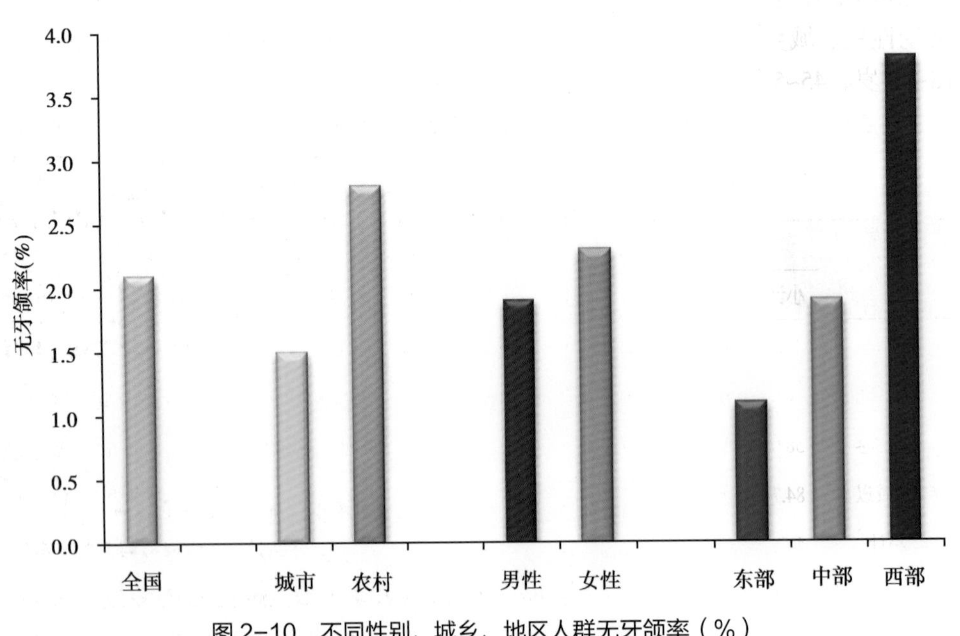

图 2-10 不同性别、城乡、地区人群无牙颌率（%）

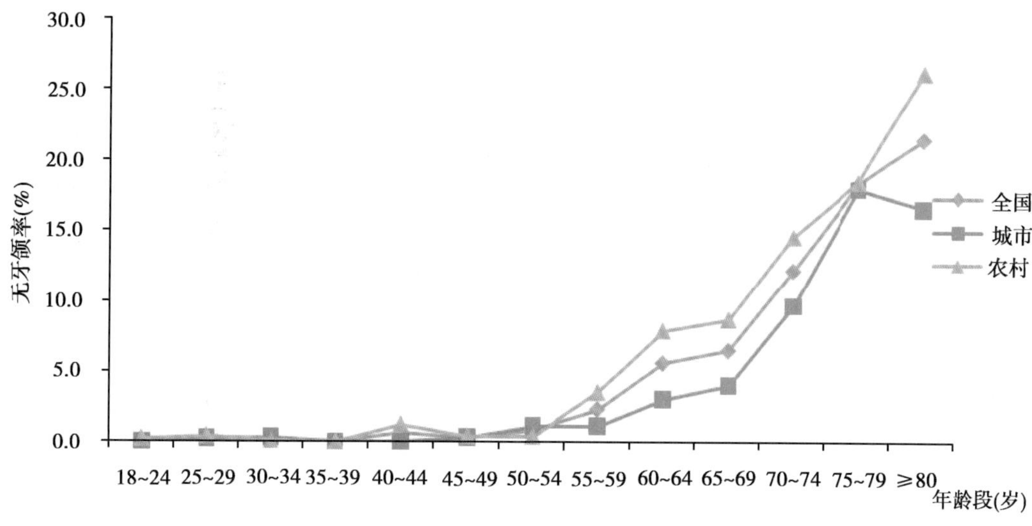

图 2-11 不同年龄人群无牙颌率（%）

（四）义齿修复状况

1. 义齿修复需要

2013 年我国 18 岁及以上居民中，45.5% 的受检人群有或曾经有牙齿缺失需要进行义齿修复。其中男性为 44.1%，女性为 47.0%，女性高于男性。城市和农村居民分别有 41.9% 和 49.6% 的人需要进行义齿修复，农村高于城市。东、中、西部地区居民需要进行义齿修复的比例依次为 43.8%、44.5%、49.4%。男性中，西部地区最高（51.7%），东部地区最低（39.9%）；女性中，东部地区最高（48.1%），中部地区最低（45.5%）。

无论性别、城乡和东中西部地区，需要进行义齿修复的人数比例均随年龄的增长而增加（18~44 岁、45~59 岁、60 岁及以上依次为 30.0%、58.0%、84.7%）。

见表 2-10、图 2-12。

表 2-10 不同性别、年龄、地区人群义齿修复需要（%）

		合计				城市				农村			
		小计	东部	中部	西部	小计	东部	中部	西部	小计	东部	中部	西部
合计	小计	45.5	43.8	44.5	49.4	41.9	41.7	44.0	39.0	49.6	46.7	45.1	57.1
	18~44 岁	30.0	31.1	27.3	31.8	26.1	28.6	26.3	20.3	34.6	34.5	28.3	41.9
	45~59 岁	58.0	59.5	58.4	54.9	56.8	58.4	57.9	50.3	59.4	61.1	59.0	57.9
	60 岁及以上	84.7	84.6	85.9	84.0	82.9	82.6	83.3	82.7	86.4	87.2	89.4	84.6
男性	小计	44.1	39.9	43.5	51.7	40.5	37.9	44.3	40.6	48.0	42.8	42.7	59.0
	18~44 岁	29.8	27.9	27.8	36.3	25.9	25.8	29.2	20.7	34.1	31.0	26.5	47.5
	45~59 岁	54.9	55.1	55.1	54.3	52.6	53.8	53.1	48.5	57.5	57.1	57.3	58.1
	60 岁及以上	82.8	83.1	85.0	81.1	81.6	80.0	83.9	80.6	84.0	87.6	86.3	81.3

续表

		合计				城市				农村			
		小计	东部	中部	西部	小计	东部	中部	西部	小计	东部	中部	西部
女性	小计	47.0	48.1	45.5	47.2	43.2	46.1	43.7	37.7	51.4	50.8	47.8	55.2
	18~44岁	30.3	34.7	26.7	27.8	26.2	31.9	23.8	20.0	35.3	38.3	30.5	36.1
	45~59岁	61.2	64.2	61.6	55.5	60.9	63.2	62.2	52.1	61.5	65.5	60.8	57.7
	60岁及以上	86.5	85.9	86.8	86.8	84.1	85.0	82.9	84.8	88.8	86.9	92.6	88.0

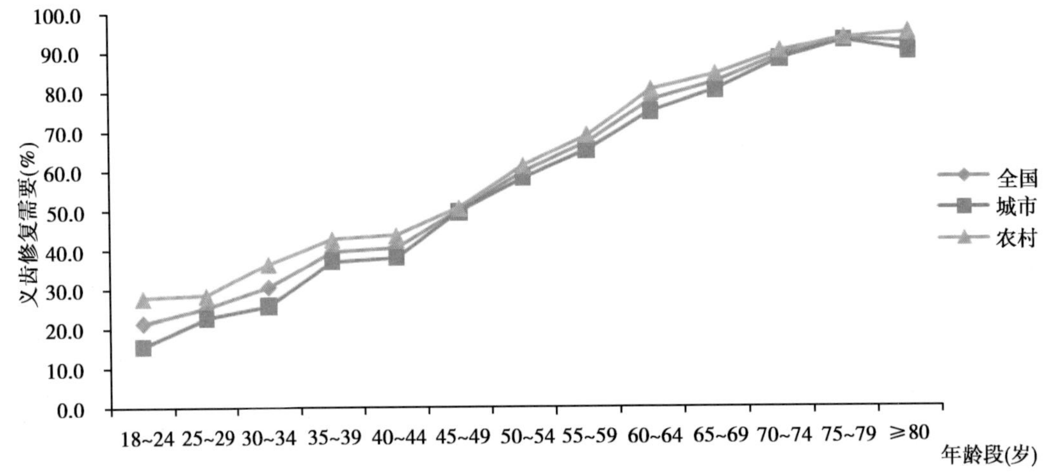

图 2-12 不同年龄人群义齿修复需要（%）

2. 义齿修复率

2013年我国18岁及以上居民中，有牙齿缺失需要进行义齿修复的人群中，义齿修复率为47.6%。其中男性为45.5%，女性为49.6%，男性的义齿修复率低于女性。城市和农村居民的义齿修复率分别为50.7%和44.7%，城市高于农村。东、中、西部地区居民的义齿修复率依次为49.1%、46.2%、47.1%。东部地区居民的义齿修复率高于中西部地区。

无论性别、城乡和东、中、西部地区，义齿修复率均随年龄的增长而增加（18~44岁、45~59岁、60岁及以上依次为44.6%、45.6%、53.6%）。

见表2-11，图2-13。

表 2-11 不同性别、年龄、地区人群义齿修复率（%）

		小计	东部	中部	西部
合计	小计	47.6	49.1	46.2	47.1
	18~44岁	44.6	47.6	43.2	41.1
	45~59岁	45.6	48.3	44.0	43.3
	60岁及以上	53.6	53.7	52.4	54.4

续表

		小计	东部	中部	西部
男性	小计	45.5	46.8	44.3	45.2
	18~44 岁	43.3	45.8	41.7	41.0
	45~59 岁	42.7	45.0	41.9	40.1
	60 岁及以上	51.5	51.9	50.5	52.1
女性	小计	49.6	51.3	48.0	49.1
	18~44 岁	46.0	49.3	44.9	41.2
	45~59 岁	48.2	51.3	45.8	46.6
	60 岁及以上	55.5	55.3	54.3	56.5
城市	小计	50.7	52.4	50.1	48.0
	18~44 岁	48.0	52.2	50.2	30.8
	45~59 岁	47.9	50.5	47.0	42.8
	60 岁及以上	57.3	55.7	53.8	63.1
农村	小计	44.7	45.1	41.6	46.7
	18~44 岁	41.7	42.3	35.8	45.5
	45~59 岁	43.1	45.3	40.4	43.6
	60 岁及以上	50.3	51.3	50.7	49.6

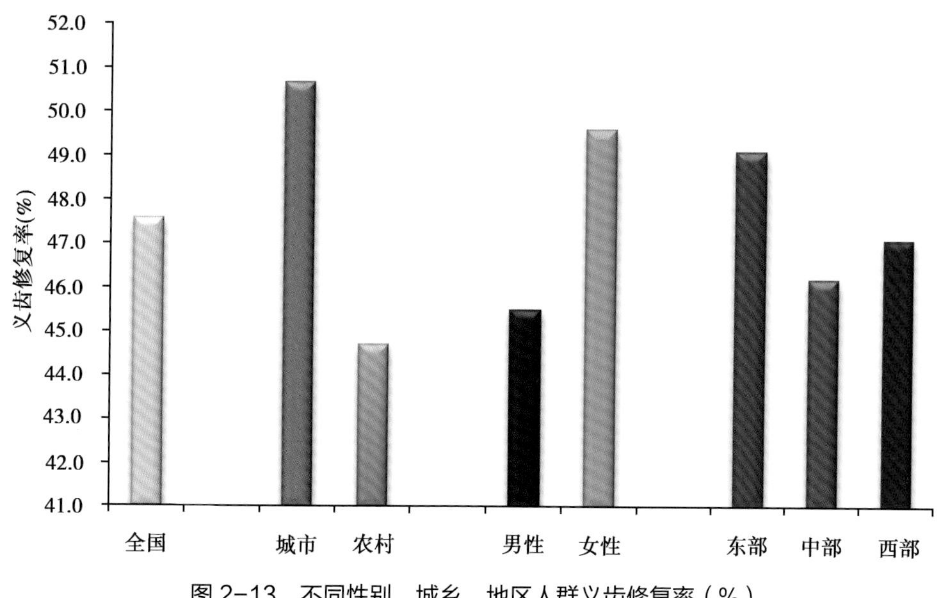

图 2-13 不同性别、城乡、地区人群义齿修复率（%）

3. 义齿完全修复率

2013 年我国 18 岁及以上居民中，有牙齿缺失需要进行义齿修复的人群中，义齿完全修复率为 21.9%。其中男性为 20.7%，女性为 23.1%，女性高于男性。城市和农村缺牙人群的义齿完全修复率分别为 22.2% 和 21.7%，城市略高于农村。东、中、西部地区缺牙人群的义齿完全修复率依次为 23.1%、20.2%、22.4%。东部地区高于中西部地区。

18~44 岁、45~59 岁、60 岁及以上居民的义齿完全修复率分别为 22.3%、17.6%、25.9%，60 岁及以上最高，45~59 岁最低。

见表 2-12。

表 2-12 不同性别、年龄、地区人群义齿完全修复率（%）

		小计	东部	中部	西部
合计	小计	21.9	23.1	20.2	22.4
	18~44 岁	22.3	26.9	18.1	19.1
	45~59 岁	17.6	18.6	16.9	16.8
	60 岁及以上	25.9	21.7	26.6	28.3
男性	小计	20.7	21.8	18.1	22.2
	18~44 岁	20.3	23.9	16.8	18.3
	45~59 岁	16.8	19.3	14.9	15.2
	60 岁及以上	25.4	20.9	23.3	29.8
女性	小计	23.1	24.3	22.2	22.6
	18~44 岁	24.3	29.6	19.4	19.9
	45~59 岁	18.4	18.0	18.7	18.5
	60 岁及以上	26.4	22.4	29.6	26.8
城市	小计	22.2	22.3	23.2	20.5
	18~44 岁	21.0	23.7	20.2	14.4
	45~59 岁	19.7	19.9	21.2	15.4
	60 岁及以上	26.7	23.2	29.0	27.8
农村	小计	21.7	24.1	16.6	23.3
	18~44 岁	23.4	30.4	15.8	21.1
	45~59 岁	15.3	16.9	11.8	17.6
	60 岁及以上	25.2	19.9	23.6	28.5

三、口腔卫生知识态度与行为

（一）口腔健康与全身健康关系知晓情况

2013年我国18岁及以上成人居民中，大多数（61.8%）成年人不知道口腔健康与其他全身疾病（状况）如糖尿病、高血压等心血管疾病，肺炎等呼吸系统疾病，胃炎等消化系统疾病，骨质疏松，早产或低出生体重（以下简称“口腔健康相关疾病”）等有关系。8.1%的人错误地认为口腔健康与上述疾病均无关。只有少数人知晓口腔疾病与口腔健康相关疾病的关系。其中，以口腔疾病与胃炎等消化系统疾病有关系的知晓率最高（18.5%），以早产或低出生体重最低（1.6%），其余各项口腔健康相关疾病知晓率在10.0%左右。

除肺炎等呼吸系统疾病，各项口腔健康相关疾病知晓率女性均稍高于男性。城市18岁及以上成人居民知晓率均高于农村。回答不知道的比例城市（53.8%）低于农村（70.7%）。东、中、西部地区各项口腔健康相关疾病知晓率均以西部最低，认为口腔健康与全身健康没有关系（东部7.5%、中部9.3%、西部7.7%）以中部最高，不知道口腔健康与全身健康是否有关系（东部59.7%、中部58.4%、西部68.9%）的人数比例以西部居民为最高。

除高血压、心脏病等心血管疾病，各项口腔健康相关疾病知晓率随年龄增加而下降，不知道口腔健康与全身健康是否有关系的人数比例随年龄增加而增加。

见表2-13。

表2-13 不同性别、年龄、地区人群不同疾病与口腔健康相关疾病关系的知晓情况（%）

		知晓口腔健康与糖尿病有关系	知晓口腔健康与心血管疾病有关系	知晓口腔健康与呼吸系统疾病有关系	知晓口腔健康与消化系统疾病有关系	知晓口腔健康与骨质疏松有关系	知晓口腔健康与早产和低出生体重有关系	认为口腔健康与全身健康没有关系	不知道口腔健康与全身健康是否有关系
合计	小计	11.1	9.2	8.5	18.5	7.9	1.6	8.1	61.8
	18~44岁	12.4	9.6	10.0	21.7	9.3	2.1	8.5	56.7
	45~59岁	10.2	9.8	7.1	15.6	6.6	1.1	7.8	66.2
	60岁及以上	8.0	6.5	4.5	10.8	4.4	0.7	7.4	74.2
男性	小计	10.3	8.7	8.9	18.3	7.3	1.5	8.3	62.4
	18~44岁	11.2	8.8	10.1	20.8	8.1	1.8	8.8	58.3
	45~59岁	9.6	10.0	8.5	16.2	7.0	1.1	7.7	65.7
	60岁及以上	8.1	6.3	4.8	11.9	4.4	0.7	7.7	73.2

续表

		知晓口腔健康与糖尿病有关系	知晓口腔健康与心血管疾病有关系	知晓口腔健康与呼吸系统疾病有关系	知晓口腔健康与消化系统疾病有关系	知晓口腔健康与骨质疏松有关系	知晓口腔健康与早产和低出生体重有关系	认为口腔健康与全身健康没有关系	不知道口腔健康与全身健康是否有关系
女性	小计	12.0	9.6	8.0	18.7	8.5	1.8	7.9	61.2
	18~44 岁	13.6	10.5	9.9	22.7	10.5	2.4	8.1	55.1
	45~59 岁	10.8	9.5	5.8	15.1	6.1	1.1	7.8	66.7
	60 岁及以上	7.9	6.7	4.2	9.7	4.5	0.7	7.2	75.2
城市	小计	14.3	12.5	10.9	23.1	11.8	2.3	8.6	53.8
	18~44 岁	15.1	12.7	12.3	26.1	13.8	2.9	9.2	49.1
	45~59 岁	13.5	13.4	9.3	19.7	9.3	1.4	8.0	58.6
	60 岁及以上	12.3	10.3	7.4	16.4	7.2	1.2	7.0	65.4
农村	小计	7.6	5.4	5.8	13.4	3.5	0.9	7.6	70.7
	18~44 岁	9.2	6.0	7.4	16.7	4.0	1.1	7.6	65.5
	45~59 岁	6.4	5.6	4.7	11.0	3.4	0.8	7.5	74.7
	60 岁及以上	4.0	2.9	1.8	5.5	1.8	0.2	7.9	82.4
东部	小计	11.5	10.7	9.6	21.9	9.0	2.0	7.5	59.7
	18~44 岁	12.0	10.8	10.6	23.9	10.1	2.6	8.6	55.2
	45~59 岁	10.6	11.1	8.3	19.1	7.2	1.2	5.5	66.6
	60 岁及以上	10.5	8.8	6.2	15.8	6.7	0.7	4.8	71.6
中部	小计	11.8	9.9	8.4	18.6	8.9	1.4	9.3	58.4
	18~44 岁	12.5	10.1	9.8	21.7	10.6	1.6	8.5	54.9
	45~59 岁	11.7	10.8	7.4	15.2	7.8	1.2	10.4	61.0
	60 岁及以上	9.0	7.8	4.9	12.4	4.6	0.8	10.5	66.8
西部	小计	9.9	5.9	6.9	13.4	4.8	1.4	7.7	68.9
	18~44 岁	12.8	6.9	9.4	17.9	6.3	1.9	8.2	61.7
	45~59 岁	7.1	5.8	4.7	10.4	3.5	0.9	7.3	73.3
	60 岁及以上	5.6	4.0	3.1	6.2	2.7	0.6	6.9	81.4

（二）口腔健康自我评价

2013 年我国 18 岁及以上成人居民口腔健康状况自我评价“一般”者所占比例最高，占 55.8%，其次，评价“好”者占 31.3%，评价“差”者占 12.9%。男性女性自我评价接近。城市、农村居民自我评价接近，均以评价“一般”者比例最高。东、中、西部地区口腔健康状况自我评价“好”者比例分别为 35.8%、29.6% 和 26.7%，以西部地区最低；口腔健康状况自我评价“差”者比例分别为 12.1%、14.8% 和 11.6%，以中部地区最高。

随年龄增长，人群对自我口腔健康状况评价逐步降低，自我评价“好”者所占比例随着年龄的增加而降低（18~44 岁组 38.6%、45~59 岁组 24.3%、60 岁及以上组 14.6%），自我评价“差”者比例随着年龄的增加而增高（18~44 岁组 9.0%、45~59 岁组 16.4%、60 岁及以上组 21.8%）。

见图 2-14。

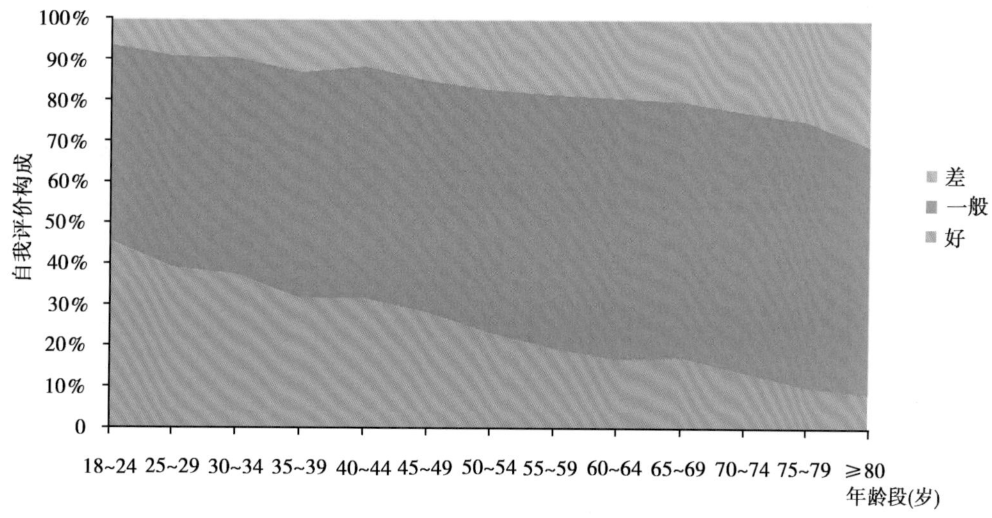

图 2-14 不同年龄人群口腔健康自我评价构成（%）

（三）口腔卫生行为

1. 刷牙习惯

（1）刷牙率

2013 年我国 18 岁及以上成人居民能够做到每天刷牙的占 93.7%。男性和女性刷牙率分别为 92.0% 和 95.4%，女性高于男性。城市和农村分别为 97.0% 和 90.0%，城市高于农村。东、中、西部地区分别为 92.9%、94.4% 和 94.1%，地区差异不大。

随年龄增长，人群刷牙率逐渐下降。

见表 2-14，图 2-15。

表 2-14 不同性别、年龄、地区人群刷牙率（%）

		合计				城市				农村			
		合计	东部	中部	西部	合计	东部	中部	西部	合计	东部	中部	西部
合计	小计	93.7	92.9	94.4	94.1	97.0	95.8	97.4	98.7	90.0	88.8	90.8	90.6
	18~44 岁	97.2	96.0	97.5	98.8	98.6	97.9	98.9	99.7	95.5	93.5	95.8	98.0
	45~59 岁	92.0	89.7	93.2	94.2	95.9	93.5	97.3	98.7	87.7	84.1	88.2	91.2
	60 岁及以上	83.2	81.3	84.5	83.5	92.1	88.9	91.9	95.8	74.9	71.5	74.5	76.6
男性	小计	92.0	91.0	92.8	92.7	95.9	94.7	96.2	98.1	88.0	85.8	89.2	89.2
	18~44 岁	95.6	94.0	96.3	97.8	97.5	96.4	98.2	99.4	93.5	90.6	94.4	96.6
	45~59 岁	89.8	87.7	90.6	92.0	94.6	92.8	95.5	97.7	84.4	80.3	85.3	88.2
	60 岁及以上	81.8	79.2	82.7	82.9	91.0	87.8	90.0	95.3	73.4	67.0	73.7	76.0
女性	小计	95.4	94.9	95.9	95.4	98.1	97.1	98.4	99.2	92.2	91.9	92.6	92.1
	18~44 岁	98.8	98.3	98.7	99.7	99.7	99.6	99.6	99.9	97.7	96.6	97.5	99.4
	45~59 岁	94.4	91.9	95.7	96.6	97.1	94.3	98.9	99.7	91.2	88.3	91.3	94.5
	60 岁及以上	84.5	83.2	86.2	84.0	93.2	89.9	93.6	96.3	76.3	75.2	75.5	77.2

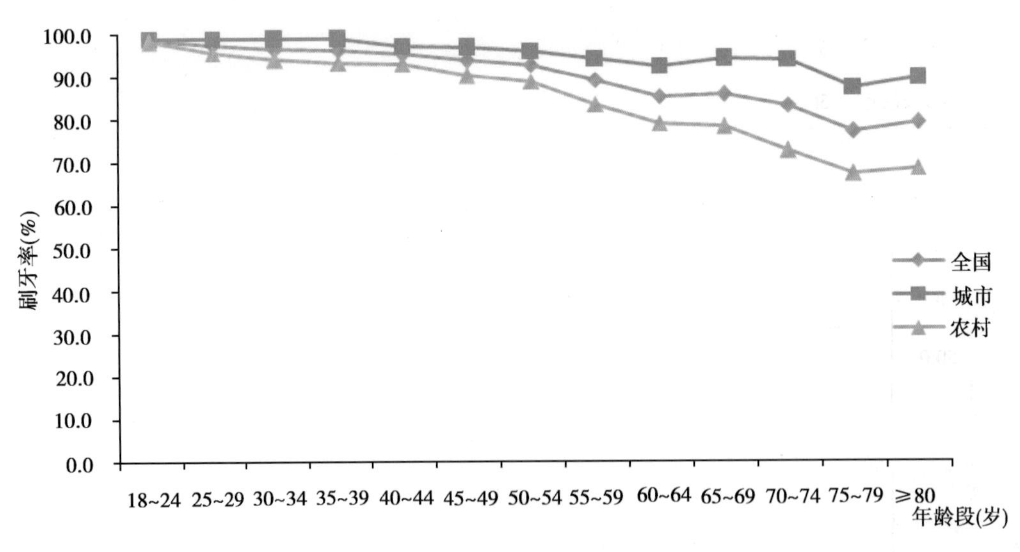

图 2-15 不同年龄人群刷牙率（%）

（2）早晚刷牙率

2013 年我国 18 岁及以上成人居民早晚刷牙率为 43.4%。男性和女性分别为 37.9% 和 49.1%，女性高于男性。城市及农村早晚刷牙率分别为 55.7% 和 29.7%，农村低于城市。

东、中、西部地区早晚刷牙率分别为 44.7%、39.2% 和 46.6%，中部地区早晚刷牙率最低。18~44 岁组、45~59 岁组、60 岁及以上组早晚刷牙率依次为 51.5%、33.8%、27.9%，早晚刷牙率随着年龄的增加而降低。

见表 2-15，图 2-16。

表 2-15 不同性别、年龄、地区人群早晚刷牙率（%）

		合计				城市				农村			
		合计	东部	中部	西部	合计	东部	中部	西部	合计	东部	中部	西部
合计	小计	43.4	44.7	39.2	46.6	55.7	57.1	47.0	66.4	29.7	27.6	29.9	31.8
	18~44 岁	51.5	51.0	46.7	58.4	62.7	64.1	53.9	72.6	38.4	33.1	38.5	45.8
	45~59 岁	33.8	34.2	31.1	37.3	46.2	44.8	40.9	61.2	19.6	18.6	19.0	21.3
	60 岁及以上	27.9	30.7	24.9	28.1	42.5	42.9	33.0	53.2	14.3	14.9	14.1	14.1
男性	小计	37.9	40.1	32.6	41.0	48.9	51.5	39.4	58.1	26.1	23.7	25.3	29.7
	18~44 岁	44.3	44.5	38.9	51.2	54.1	56.3	46.1	61.2	33.6	27.8	31.6	44.1
	45~59 岁	30.1	32.5	26.0	32.0	41.8	43.9	32.6	55.3	17.3	16.1	18.9	16.8
	60 岁及以上	25.1	28.1	19.2	27.5	38.8	38.1	26.5	53.2	12.5	13.9	10.2	13.1
女性	小计	49.1	49.8	45.9	51.9	62.4	63.4	54.0	73.2	33.5	31.8	35.0	34.0
	18~44 岁	58.9	58.3	54.7	64.6	71.2	73.3	61.0	80.7	43.8	38.9	46.6	47.6
	45~59 岁	37.6	35.9	36.0	42.9	50.6	45.9	48.4	67.2	22.1	21.3	19.2	26.2
	60 岁及以上	30.5	33.1	30.4	28.7	45.9	47.6	38.7	53.1	16.0	15.7	18.3	15.1

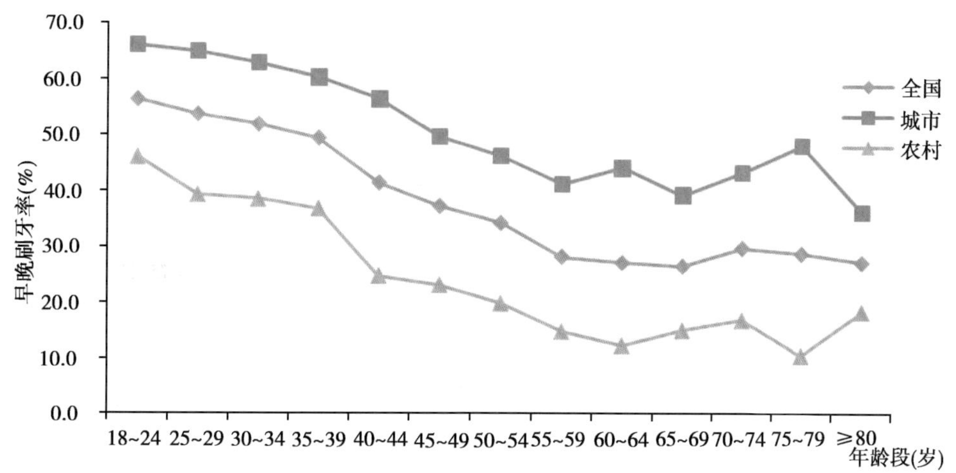

图 2-16 不同年龄人群早晚刷牙率（%）

2. 口腔就医行为

(1) 1 年内口腔就医率

2013 年我国 18 岁及以上成人居民中，13.4% 的人在 1 年内曾经到医疗机构进行口腔就医。女性（14.8%）高于男性（12.0%）。城市、农村看牙比例分别为 15.8% 和 10.7%，城市高于农村。东、中、西部地区分别为 13.7%、14.1% 和 12.0%，以西部地区最低。在农村，东、中、西部地区居民 1 年内口腔就医率分别为 10.9%、12.0%、9.2%，以西部地区农村最低；在城市，东、中、西部地区居民 1 年内口腔就医率接近。

无论男女、城乡、地区，各年龄段居民 1 年内口腔就医率均较低。见表 2-16。

表 2-16 不同性别、年龄、地区人群 1 年内口腔就医率（%）

		合计				城市				农村			
		合计	东部	中部	西部	合计	东部	中部	西部	合计	东部	中部	西部
合计	小计	13.4	13.7	14.1	12.0	15.8	15.7	15.9	15.6	10.7	10.9	12.0	9.2
	18~44 岁	13.4	13.6	13.4	13.1	15.1	15.1	14.7	15.7	11.5	11.6	12.0	10.8
	45~59 岁	13.6	13.4	15.7	10.4	16.4	15.8	18.5	13.5	10.3	9.9	12.3	8.4
	60 岁及以上	12.9	14.9	14.1	10.8	17.4	19.2	16.1	17.2	8.7	9.2	11.5	7.2
男性	小计	12.0	12.8	12.8	9.7	13.7	13.9	15.1	11.2	10.1	11.2	10.2	8.8
	18~44 岁	11.6	12.3	11.6	10.2	12.6	12.4	13.7	11.3	10.5	12.2	9.4	9.5
	45~59 岁	12.3	12.7	14.6	8.1	15.1	15.5	17.9	8.4	9.3	8.8	11.0	7.9
	60 岁及以上	12.9	16.0	14.1	10.1	16.3	19.8	15.7	13.5	9.8	10.7	12.2	8.2
女性	小计	14.8	14.7	15.5	14.1	17.8	17.8	16.7	19.2	11.4	10.6	14.0	9.8
	18~44 岁	15.3	15.1	15.3	15.6	17.6	18.3	15.6	18.9	12.5	10.9	15.0	12.1
	45~59 岁	14.8	14.2	16.8	12.8	17.7	16.2	18.9	18.7	11.4	11.2	13.8	8.9
	60 岁及以上	12.9	13.8	14.1	11.4	18.5	18.6	16.4	20.8	7.8	8.1	10.7	6.2

(2) 口腔就医率

2013 年我国 18 岁及以上成人居民曾经有过口腔就医行为的比例为 41.3%，女性（44.3%）高于男性（38.5%）。城市、农村居民口腔就医率分别为 46.8% 和 35.2%，城市高于农村。东、中、西部地区分别为 42.2%、42.8% 和 38.3%，以西部地区最低。在农村，东、中、西部地区居民口腔就医率分别为 36.5%、36.7%、32.4%，以西部地区农村最低；在城市，东、中、西部地区居民口腔就医率接近。

年龄分布上，无论城乡，我国居民口腔就医率均随年龄升高而增加。值得注意的是，70 岁以后的农村地区老年人，其口腔就医率出现了下降的趋势。

见图 2-17。

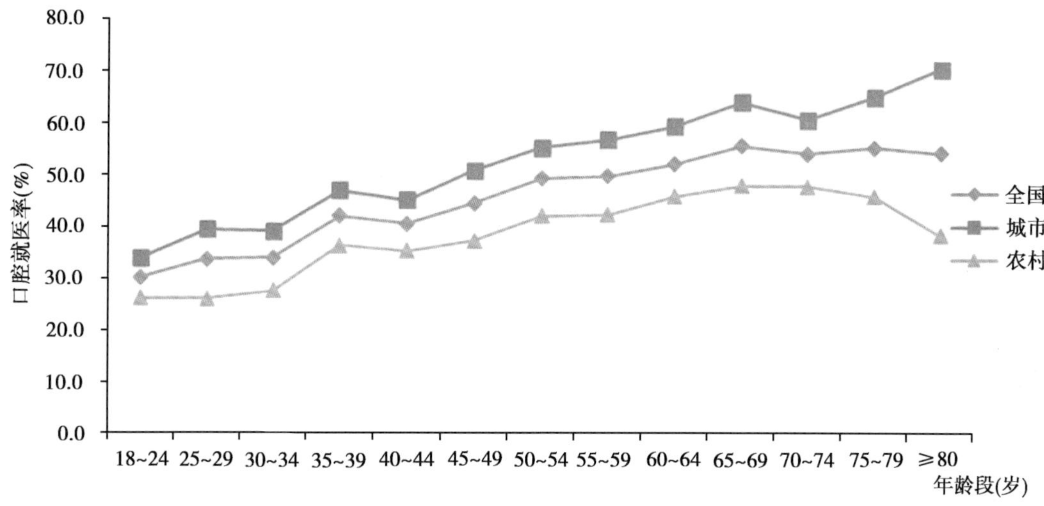

图 2-17 不同年龄人群口腔就医率（%）

（3）口腔就医原因

2013 年我国 18 岁及以上成人居民有过口腔就医行为的人群中，主要就医原因以急性牙痛占比最高，为 59.2%；其次为慢性口腔问题，占 23.4%；牙齿美容、定期口腔检查、预防性措施分别占 4.9%、2.6%、2.5%。男性、女性居民主要就医原因接近。农村因急性牙痛就医的比例高于城市，因预防性措施、定期口腔检查、慢性口腔问题就医的比例均低于城市。东、中、西部地区因预防性措施看牙比例分别为 2.2%、1.9% 和 3.8%，因定期口腔检查就医比例分别为 3.0%、1.7% 和 3.2%，均以中部最低。

从年龄分布上看，因预防性措施就医的比例随年龄增加而降低（18~44 岁组 3.7%，45~59 岁组 1.3%，60 岁及以上组 1.0%），因定期口腔检查就医的比例随年龄增加而降低（18~44 岁组 4.0%，45~59 岁组 1.4%，60 岁及以上组 0.8%）。

见表 2-17，图 2-18。

表 2-17 不同性别、年龄、地区人群主要口腔就医原因（%）

		急性牙疼	慢性口腔问题	预防性措施	定期口腔检查	牙齿美容	其他口腔疾病
合计	小计	59.2	23.4	2.5	2.6	4.9	7.4
	18~44 岁	58.1	21.2	3.7	4.0	6.0	6.9
	45~59 岁	62.4	24.9	1.3	1.4	3.4	6.6
	60 岁及以上	57.7	26.7	1.0	0.8	4.2	9.6

续表

		急性牙疼	慢性口腔问题	预防性措施	定期口腔检查	牙齿美容	其他口腔疾病
男性	小计	59.2	23.7	2.7	2.5	4.5	7.4
	18~44 岁	57.4	22.0	3.9	3.9	5.6	7.2
	45~59 岁	63.3	24.2	1.3	1.2	2.9	7.0
	60 岁及以上	58.1	27.2	1.3	0.9	3.8	8.6
女性	小计	59.2	23.1	2.4	2.7	5.3	7.4
	18~44 岁	58.6	20.5	3.6	4.1	6.4	6.7
	45~59 岁	61.5	25.6	1.3	1.5	3.9	6.2
	60 岁及以上	57.4	26.2	0.8	0.8	4.5	10.4
城市	小计	54.6	25.2	3.4	3.8	5.1	7.9
	18~44 岁	54.0	20.8	5.3	5.7	6.5	7.7
	45~59 岁	58.2	28.3	1.3	2.0	3.3	6.9
	60 岁及以上	51.1	32.6	1.3	1.3	3.9	9.8
农村	小计	65.9	20.7	1.2	0.9	4.7	6.7
	18~44 岁	64.3	21.8	1.4	1.4	5.3	5.8
	45~59 岁	68.7	19.9	1.2	0.5	3.7	6.1
	60 岁及以上	65.9	19.2	0.8	0.3	4.5	9.3
东部	小计	58.9	22.8	2.2	3.0	5.0	8.0
	18~44 岁	57.8	21.6	2.8	4.3	5.8	7.7
	45~59 岁	64.6	22.6	1.4	1.3	3.3	6.8
	60 岁及以上	52.5	27.9	1.4	1.5	5.2	11.5
中部	小计	58.8	26.1	1.9	1.7	5.1	6.4
	18~44 岁	61.1	22.5	2.9	2.6	6.4	4.6
	45~59 岁	58.6	29.2	1.1	1.2	3.4	6.6
	60 岁及以上	53.3	30.5	0.9	0.4	4.4	10.6
西部	小计	60.1	20.7	3.8	3.2	4.6	7.6
	18~44 岁	54.4	18.8	6.9	5.5	6.0	8.5
	45~59 岁	64.9	21.8	1.4	2.0	3.7	6.1
	60 岁及以上	65.3	22.6	0.9	0.7	3.1	7.3

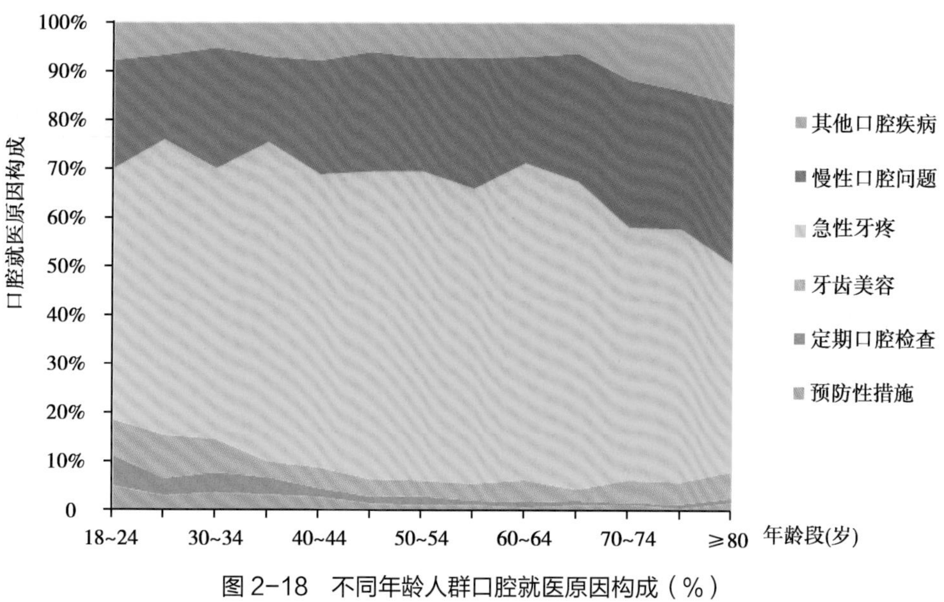

图 2-18 不同年龄人群口腔就医原因构成（%）

3. 牙周洁治

（1）1 年内牙周洁治率

2013 年我国 18 岁及以上成人居民 1 年内牙周洁治率为 2.5%，其中男性、女性分别为 2.3% 和 2.6%，1 年内牙周洁治率接近。城市和农村居民 1 年内牙周洁治率分别为 3.2% 和 1.6%，城市高于农村。东、中、西部地区居民 1 年内牙周洁治率依次为 2.1%、3.0%、2.3%。18~44 岁组、45~59 岁组、60 岁及以上组 1 年内牙周洁治率依次为 2.8%、2.5%、1.3%，随年龄增加而降低。

见表 2-18，图 2-19。

表 2-18 不同性别、年龄、地区人群 1 年内牙周洁治率（%）

		合计				城市				农村			
		合计	东部	中部	西部	合计	东部	中部	西部	合计	东部	中部	西部
合计	小计	2.5	2.1	3.0	2.3	3.2	2.6	3.8	3.8	1.6	1.5	2.1	1.2
	18~44 岁	2.8	2.4	3.3	2.8	3.7	2.8	4.4	4.6	1.7	1.8	2.0	1.2
	45~59 岁	2.5	1.7	3.3	2.6	3.1	2.3	3.9	3.7	1.7	0.7	2.5	1.9
	60 岁及以上	1.3	1.6	1.6	1.0	1.5	1.7	1.5	1.3	1.2	1.5	1.7	0.8
男性	小计	2.3	2.1	3.0	1.9	3.1	2.7	3.6	3.2	1.5	1.3	2.3	1.1
	18~44 岁	2.7	2.5	3.2	2.3	3.6	3.1	4.0	4.2	1.7	1.5	2.5	1.0
	45~59 岁	2.2	1.5	3.1	1.9	2.8	1.9	3.8	3.1	1.5	0.9	2.4	1.0
	60 岁及以上	1.4	1.4	1.6	1.1	1.6	2.1	1.8	0.9	1.1	0.5	1.4	1.3

续表

		合计				城市				农村			
		合计	东部	中部	西部	合计	东部	中部	西部	合计	东部	中部	西部
女性	小计	2.6	2.2	3.1	2.7	3.4	2.5	4.0	4.2	1.7	1.8	1.9	1.4
	18~44 岁	2.9	2.3	3.3	3.2	3.9	2.5	4.7	4.9	1.7	2.1	1.5	1.4
	45~59 岁	2.8	1.9	3.4	3.4	3.5	2.8	4.0	4.2	2.0	0.5	2.7	2.8
	60 岁及以上	1.3	1.8	1.6	0.8	1.4	1.3	1.3	1.6	1.3	2.4	2.1	0.4

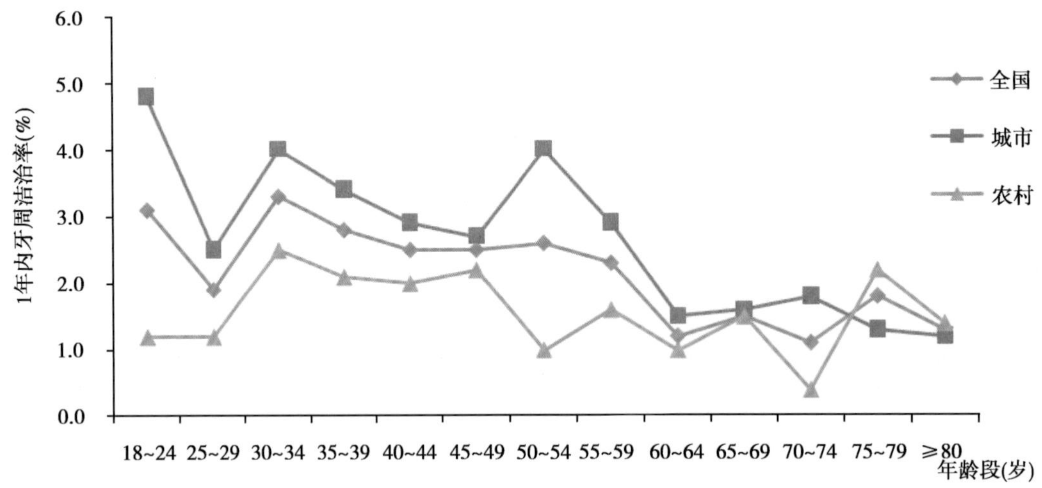

图 2-19 不同年龄人群 1 年内牙周洁治率（%）

（2）牙周洁治率

2013 年我国 18 岁及以上成人居民曾经有过牙周洁治的人数占调查人数的 10.3%，其中男性、女性分别为 10.0% 和 10.6%，男性女性洁治率接近。城市和农村居民牙周洁治率分别为 14.0% 和 6.1%，农村低于城市。东、中、西部地区居民牙周洁治率依次为 8.8%、12.5%、9.8%，以东部最低。东、中、西部地区城市居民牙周洁治率依次为 10.7%、16.2%、17.5%，东部城市最低。东、中、西部地区农村居民牙周洁治率依次为 6.2%、8.1%、4.0%，以西部农村最低。从年龄分布看，牙周洁治率呈现出随年龄增长先上升后下降的趋势，50 岁以前，随年龄增加洁治率逐步上升，50 岁以后，随年龄增加洁治率逐步下降。

见表 2-19，图 2-20。

表 2-19 不同性别、年龄、地区人群牙周洁治率（%）

		合计				城市				农村			
		合计	东部	中部	西部	合计	东部	中部	西部	合计	东部	中部	西部
合计	小计	10.3	8.8	12.5	9.8	14.0	10.7	16.2	17.5	6.1	6.2	8.1	4.0
	18~44 岁	10.9	9.2	12.8	11.3	14.4	10.6	16.8	19.0	6.7	7.2	8.1	4.5
	45~59 岁	11.4	9.0	14.4	10.7	15.5	11.6	18.7	18.5	6.7	5.3	9.2	5.4
	60 岁及以上	6.6	6.4	8.1	5.6	10.1	9.1	9.5	12.0	3.3	2.9	6.3	2.0
男性	小计	10.0	8.9	12.2	9.1	13.5	11.1	15.1	16.4	6.3	5.7	9.1	4.2
	18~44 岁	10.4	8.9	12.5	10.6	13.8	10.8	16.0	18.6	6.7	6.2	9.1	4.8
	45~59 岁	10.9	10.0	13.3	9.0	14.3	12.5	16.1	15.3	7.3	6.3	10.3	4.9
	60 岁及以上	6.9	6.4	8.7	6.0	10.6	9.6	10.0	12.2	3.5	1.7	7.0	2.5
女性	小计	10.6	8.8	12.8	10.5	14.6	10.2	17.2	18.3	5.9	6.8	7.0	3.9
	18~44 岁	11.3	9.5	13.0	12.0	15.0	10.4	17.6	19.3	6.7	8.3	6.9	4.3
	45~59 岁	11.8	8.1	15.5	12.4	16.7	10.6	21.0	21.7	6.1	4.3	7.9	6.0
	60 岁及以上	6.3	6.4	7.7	5.2	9.7	8.6	9.1	11.7	3.1	3.9	5.6	1.5

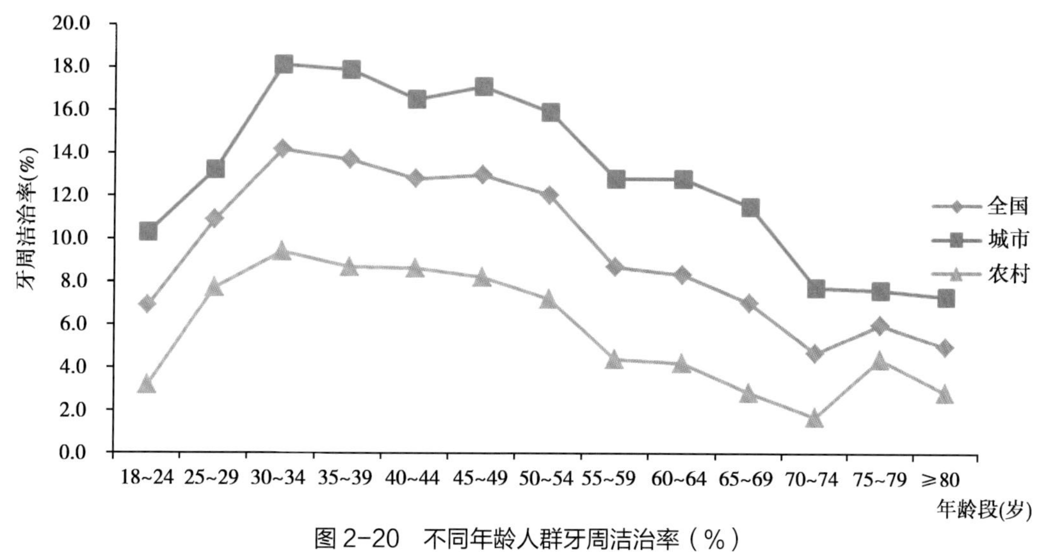

图 2-20 不同年龄人群牙周洁治率（%）

（3）最近一次牙周洁治的原因

2013 年我国 18 岁及以上成人居民进行过牙周洁治的人群中，洁治原因以预防疾病占比最高，为 35.0%；其次为治疗疾病，占 33.8%；外观美观和去除口臭分别占 27.5% 和 3.7%。女性因外观美观洁治的比例高于男性。农村居民因预防疾病、外观美观、去除口臭进行洁治的比例均低于城市，因治疗疾病进行牙周洁治的比例均高于城市。东部地区和西部地区主要牙周洁治原因均以预防疾病占比最高，而中部地区以治疗疾病占比最高。年轻人牙周洁治的主要原因为预防疾病，年龄较大者以治疗疾病为主。

见表 2-20，图 2-21。

表 2-20 不同性别、年龄、地区人群最近一次牙周洁治原因（%）

		治疗疾病	外观美观	预防疾病	去除口臭
合计	小计	33.8	27.5	35.0	3.7
	18~44 岁	28.8	26.1	40.9	4.2
	45~59 岁	38.3	30.3	28.2	3.2
	60 岁及以上	52.9	29.0	16.0	2.1
男性	小计	33.1	26.4	36.0	4.5
	18~44 岁	27.2	26.8	41.4	4.6
	45~59 岁	38.6	25.6	30.7	5.2
	60 岁及以上	53.8	26.2	17.8	2.2
女性	小计	34.5	28.5	34.1	2.9
	18~44 岁	30.3	25.4	40.5	3.8
	45~59 岁	38.0	34.8	25.9	1.3
	60 岁及以上	51.9	31.9	14.2	2.0
城市	小计	30.2	30.3	35.3	4.2
	18~44 岁	25.8	28.6	40.9	4.6
	45~59 岁	34.6	33.2	28.4	3.7
	60 岁及以上	45.6	32.5	19.3	2.5
农村	小计	42.9	20.4	34.2	2.5
	18~44 岁	36.3	19.7	40.9	3.1
	45~59 岁	47.9	22.6	27.7	1.8
	60 岁及以上	73.2	19.0	6.8	1.0
东部	小计	32.4	30.4	34.1	3.1
	18~44 岁	29.0	30.3	38.2	2.4
	45~59 岁	36.5	28.1	31.2	4.2
	60 岁及以上	48.5	37.9	8.0	5.6
中部	小计	34.5	28.4	33.2	4.0
	18~44 岁	26.5	26.1	42.3	5.1
	45~59 岁	40.0	35.2	22.1	2.6
	60 岁及以上	65.2	20.6	12.8	1.4
西部	小计	34.6	22.3	39.0	4.0
	18~44 岁	31.9	20.2	42.7	5.2
	45~59 岁	37.1	22.9	37.1	3.0
	60 岁及以上	43.0	31.3	25.4	0.3

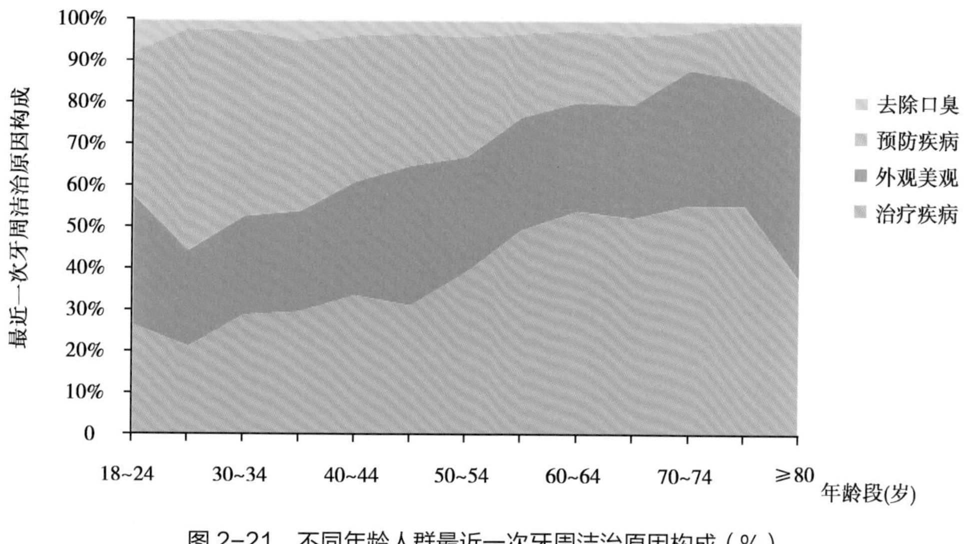

图 2-21 不同年龄人群最近一次牙周洁治原因构成（%）

四、口腔健康危险因素

（一）吸烟

2013 年 18 岁及以上居民现在吸烟率为 26.1%，男性（49.8%）明显高于女性（1.9%）。城市（25.3%）低于农村（27.1%）。东、中、西部现在吸烟率分别为 27.7%、27.5% 和 22.1%，东部和中部地区高于西部。

在男性居民中，各年龄段现在吸烟率以 45~49 岁最高（61.6%），现在吸烟率年龄段趋势表现为，18~24 岁至 25~29 岁年龄段快速上升，25~29 岁到 45~49 岁年龄段呈上升趋势，45~49 岁到 55~59 岁年龄段缓慢下降，之后呈快速下降趋势，70~74 岁以后缓慢下降。

见表 2-21。

表 2-21 不同性别、年龄、地区人群吸烟率（%）

		合计				城市				农村			
		合计	东部	中部	西部	合计	东部	中部	西部	合计	东部	中部	西部
合计	小计	26.1	27.7	27.5	22.1	25.3	27.3	25.9	20.2	27.1	28.2	29.4	23.6
	18~44 岁	25.1	26.7	26.2	21.0	24.0	26.0	24.2	19.4	26.4	27.8	28.4	22.4
	45~59 岁	31.3	32.4	31.4	29.4	31.0	32.7	30.0	29.0	31.7	32.0	33.1	29.7
	60 岁及以上	22.0	23.2	25.4	18.5	21.0	23.1	24.7	14.4	22.8	23.3	26.5	20.8
男性	小计	49.8	51.4	52.2	44.0	48.6	50.0	50.9	41.5	51.0	53.4	53.6	45.7
	18~44 岁	48.0	49.1	50.0	43.0	46.6	46.9	48.6	42.3	49.5	52.2	51.5	43.5
	45~59 岁	59.2	60.7	59.7	55.7	58.8	61.1	58.1	54.5	59.5	60.1	61.5	56.5
	60 岁及以上	41.9	44.9	47.2	36.1	39.7	43.7	47.1	27.3	43.9	46.6	47.4	41.0

续表

		合计				城市				农村			
		合计	东部	中部	西部	合计	东部	中部	西部	合计	东部	中部	西部
女性	小计	1.9	1.5	2.5	1.7	2.4	1.4	3.1	2.8	1.4	1.7	1.8	0.7
	18~44 岁	1.4	0.9	1.5	1.9	1.7	0.8	1.8	3.3	1.0	1.2	1.2	0.6
	45~59 岁	2.5	2.1	3.5	1.8	3.4	2.3	4.9	2.7	1.5	1.8	1.5	1.1
	60 岁及以上	2.8	3.6	4.6	0.9	3.2	3.1	4.7	1.5	2.4	4.2	4.6	0.5

（二）饮酒

2013 年 18 岁及以上居民 30 天内饮酒率和 12 个月内饮酒率分别为 27.7% 和 35.6%。30 天内饮酒率男性（45.0%）明显高于女性（10.0%），城市（27.6%）与农村（27.8%）基本持平，城市男性（44.2%）略低于农村男性（45.8%），城市女性（11.3%）明显高于农村女性（8.5%），东、中、西部分别为 27.5%、30.5% 和 24.6%，中部最高。各年龄段 30 天内饮酒率以 40~44 岁年龄段最高（33.9%），变化趋势表现为，18~24 岁至 25~29 岁年龄段快速上升，25~29 岁至 40~44 岁年龄段缓慢上升，之后呈下降趋势至 75~79 岁年龄段，之后又有所上升。

见表 2-22、表 2-23。

表 2-22 不同性别、年龄、地区人群 30 天内饮酒率（%）

		合计				城市				农村			
		合计	东部	中部	西部	合计	东部	中部	西部	合计	东部	中部	西部
合计	小计	27.7	27.5	30.5	24.6	27.6	27.2	27.9	27.7	27.8	27.9	33.7	22.2
	18~44 岁	28.7	27.6	31.7	26.9	28.2	27.4	28.8	28.9	29.4	27.9	35.1	25.1
	45~59 岁	30.0	30.5	32.2	25.6	30.0	29.6	30.1	30.8	30.0	31.9	34.8	22.2
	60 岁及以上	20.3	20.3	22.7	18.4	20.9	20.7	20.5	21.5	19.7	19.9	25.6	16.7
男性	小计	45.0	44.5	50.4	38.8	44.2	42.3	47.2	43.7	45.8	47.8	54.0	35.6
	18~44 岁	46.0	43.6	52.1	42.4	44.2	41.1	47.7	47.0	48.0	47.2	56.6	39.1
	45~59 岁	49.5	50.8	53.7	40.9	49.2	48.5	51.6	46.0	49.8	54.1	55.9	37.5
	60 岁及以上	33.9	36.0	38.1	29.6	35.6	35.4	37.6	33.6	32.4	37.0	38.6	27.4
女性	小计	10.0	8.7	10.4	11.2	11.3	10.1	10.4	14.6	8.5	6.9	10.5	8.3
	18~44 岁	10.9	9.2	10.8	13.5	12.5	11.1	11.6	16.0	8.9	6.8	9.8	10.7
	45~59 岁	9.8	8.8	11.1	9.5	10.9	9.3	10.8	15.1	8.5	8.0	11.3	5.7
	60 岁及以上	7.1	6.2	8.0	7.2	6.9	6.4	5.3	9.4	7.3	5.9	11.8	5.9

表 2-23 不同性别、年龄、地区人群 12 个月内饮酒率（%）

		合计				城市				农村			
		合计	东部	中部	西部	合计	东部	中部	西部	合计	东部	中部	西部
合计	小计	35.6	35.3	38.9	32.2	37.2	36.1	37.7	38.7	33.9	34.1	40.4	27.4
	18~44 岁	37.4	35.4	41.2	36.0	38.7	36.6	40.0	41.3	35.8	33.6	42.6	31.4
	45~59 岁	37.7	38.8	39.7	32.7	38.7	38.2	38.7	39.9	36.6	39.7	40.9	27.8
	60 岁及以上	26.2	27.5	28.9	23.4	28.8	28.8	27.7	30.0	23.8	25.8	30.5	19.7
男性	小计	55.3	55.8	61.3	47.2	56.2	55.1	58.9	54.8	54.4	56.9	63.8	42.2
	18~44 岁	56.6	54.4	63.6	51.4	56.7	53.9	60.3	58.6	56.6	55.2	66.9	46.3
	45~59 岁	60.1	63.0	63.7	49.8	60.8	61.3	62.2	56.6	59.4	65.4	65.4	45.3
	60 岁及以上	42.9	48.0	47.5	36.3	46.7	47.8	48.3	43.7	39.4	48.2	46.6	32.1
女性	小计	15.5	12.7	16.5	18.1	18.6	14.6	18.5	25.5	11.9	10.2	13.8	12.0
	18~44 岁	17.4	13.4	18.2	22.6	21.0	15.8	21.5	29.0	13.0	10.1	13.9	15.9
	45~59 岁	14.4	12.9	15.9	14.6	16.7	13.4	17.6	22.7	11.8	12.1	13.7	9.1
	60 岁及以上	10.2	8.9	11.0	10.4	11.7	10.2	9.3	16.3	8.8	7.4	13.6	7.1

（三）不合理饮食

1. 含糖碳酸饮料摄入量

2013 年 18 岁及以上居民平均每日摄入含糖碳酸饮料 6.5ml，其中男性（8.8ml）明显高于女性（4.2ml），城市（6.9ml）高于农村（6.0ml）。东、中、西部地区分别为 6.6ml、8.1ml 和 4.5ml，东中西部之间有明显差别，中部最高，西部最低。18~44 岁为 9.5ml 明显高于 45~59 岁（2.6ml）和 60 岁及以上年龄段（1.3ml），随年龄升高呈明显下降的趋势，各类人群不同年龄段摄入量的变化趋势均相同。见图 2-22。

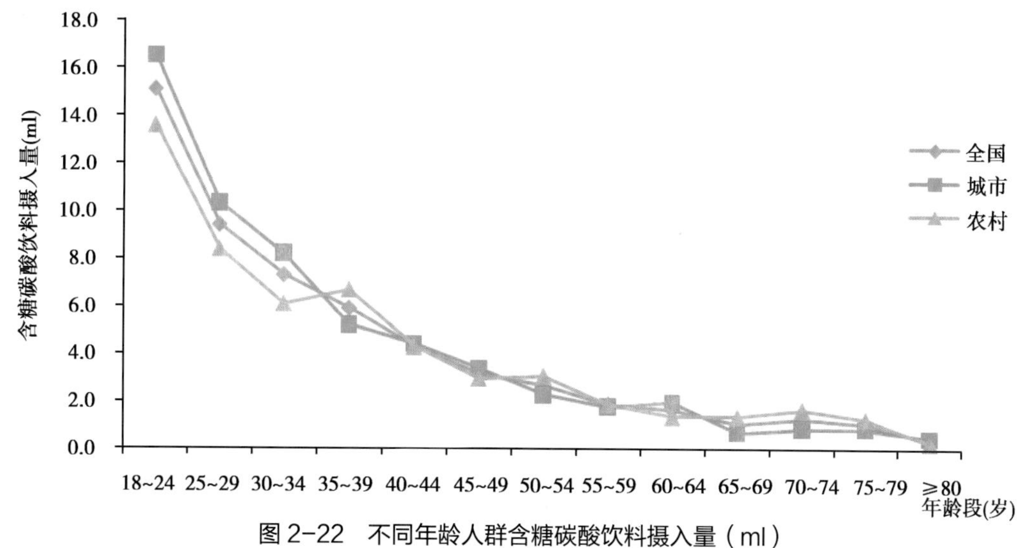

图 2-22 不同年龄人群含糖碳酸饮料摄入量（ml）

2. 含糖碳酸饮料摄入频率

2013 年 18 岁及以上居民摄入含糖碳酸饮料比例为 40.0%，男性（43.3%）明显高于女性（36.6%），城市（38.5%）低于农村（41.7%），中部（47.5%）明显高于东部（36.6%）和西部（35.9%）。各年龄段人群中以 18~44 岁年龄组人群最高（49.0%），明显高于其他年龄组，呈随年龄升高明显下降趋势。

每日摄入含糖碳酸饮料比例为 2.3%，男性（3.2%）明显高于女性（1.3%），城市（2.6%）明显高于农村（2.0%），东、中、西部分别为 2.2%、3.2% 和 1.3%，中部最高，西部最低。18~44 岁、45~49 岁和 60 岁及以上年龄段分别为 3.4%、0.9% 和 0.3%，随年龄升高呈明显下降趋势。

见表 2-24，图 2-23。

表 2-24 不同性别、年龄、地区人群含糖碳酸饮料摄入频率构成（%）

		每天	每周	每月	每年	不吃
合计	小计	2.3	14.1	14.7	9.0	60.0
	18~44 岁	3.4	20.3	17.2	8.2	51.0
	45~59 岁	0.9	5.8	12.5	10.6	70.2
	60 岁及以上	0.3	3.1	8.4	9.6	78.5
男性	小计	3.2	17.5	15.1	7.5	56.7
	18~44 岁	4.7	25.5	17.0	6.3	46.5
	45~59 岁	1.3	6.9	13.3	9.1	69.4
	60 岁及以上	0.3	3.3	10.6	9.7	76.1
女性	小计	1.3	10.5	14.2	10.5	63.4
	18~44 岁	1.9	14.9	17.4	10.2	55.6
	45~59 岁	0.4	4.8	11.6	12.1	71.0
	60 岁及以上	0.3	2.9	6.4	9.6	80.8
城市	小计	2.6	15.0	13.8	7.1	61.5
	18~44 岁	3.7	21.9	16.2	6.4	51.8
	45~59 岁	1.1	5.2	11.0	8.3	74.4
	60 岁及以上	0.2	2.8	8.7	7.7	80.6
农村	小计	2.0	13.0	15.6	11.1	58.3
	18~44 岁	2.9	18.5	18.4	10.2	50.0
	45~59 岁	0.7	6.6	14.1	13.2	65.4
	60 岁及以上	0.4	3.4	8.2	11.4	76.5

续表

		每天	每周	每月	每年	不吃
东部	小计	2.2	15.4	12.8	6.2	63.4
	18~44 岁	3.0	21.4	14.9	6.0	54.7
	45~59 岁	0.9	4.9	9.8	6.5	78.0
	60 岁及以上	0.4	3.2	7.2	6.5	82.8
中部	小计	3.2	15.5	16.7	12.1	52.5
	18~44 岁	4.9	22.1	19.2	10.5	43.2
	45~59 岁	1.1	7.4	15.3	14.0	62.1
	60 岁及以上	0.4	4.4	9.7	14.9	70.6
西部	小计	1.3	10.3	14.9	9.4	64.1
	18~44 岁	2.0	16.0	18.7	9.0	54.2
	45~59 岁	0.6	5.0	12.7	12.2	69.5
	60 岁及以上	0.2	2.2	8.4	7.8	81.4

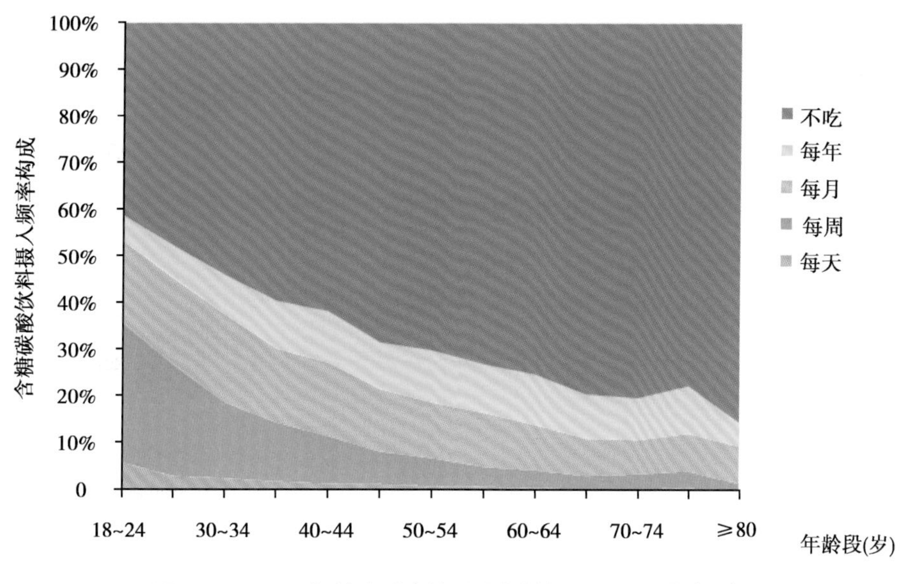

图 2-23 不同年龄人群含糖碳酸饮料摄入频率构成（%）

3. 果汁 / 果味饮料摄入量

2013 年 18 岁及以上居民平均每日摄入果汁 / 果味饮料 6.0ml，其中男性（7.0ml）明显高于女性（5.0ml），城市（6.4ml）高于农村（5.6ml）。东、中、西部地区分别为 6.3ml、7.0ml 和 4.5ml，西部明显低于中部和东部。18~44 岁为 8.8ml 明显高于 45~59 岁（2.3ml）

和 60 岁及以上年龄段（1.1ml），呈随年龄升高明显下降的趋势，各类人群不同年龄段摄入量的变化趋势均相同。

4. 果汁 / 果味饮料摄入频率

2013 年 18 岁及以上居民摄入果汁 / 果味饮料比例为 43.0%，男性（42.9%）与女性（43.0%）基本持平，城市与农村基本持平，中部（50.9%）明显高于东部（39.4%）和西部（38.6%）。各年龄段人群中以 18~44 岁年龄组人群最高（53.3%），明显高于其他年龄组，呈随年龄升高明显下降趋势。

每日摄入果汁 / 果味饮料比例为 2.3%，男性（2.8%）明显高于女性（1.7%），城市（2.4%）高于农村（2.1%），东、中、西部分别为 2.5%、2.6% 和 1.5%，西部地区低于东中部地区。18~44 岁、45~49 岁和 60 岁及以上年龄段分别为 3.4%、0.7% 和 0.4%，随年龄升高呈明显下降趋势。

主要发现和政策建议

一、主要发现

（一）我国成年人口腔疾病负担严重

绝大多数的成年人口腔健康状况不良，往往受到龋病、牙周病等口腔疾病的困扰，并且随着年龄增长，口腔健康状况逐步恶化。随着年龄增长，成年人患龋率由 54.8% 逐渐增加到 97.3%，平均患龋牙数由 2.25 颗逐渐增加到 19.71 颗。牙周问题逐渐加重，牙周健康的人数比例从年轻时期的 33.3% 逐步下降，到 45~49 岁时，下降到 9.0%。年轻人的主要牙周问题为牙龈出血，中老年人的问题以牙周袋较为突出。随着龋病和牙周病的逐渐发展，老年人失牙问题愈发严重，80 岁及以上老年人中，平均仅存留 15.57 颗牙齿，21.5% 全口无牙。

随着我国老龄化社会的到来，可以预测，未来几十年，我国口腔疾病负担将进一步显著加重，将给我国经济社会发展带来沉重的负担。

（二）我国成年人口腔疾病流行状况有明显地区、性别差异

农村成人的口腔疾病流行更为严重。在任何年龄段，农村人群龋病患病率、龋均、无牙颌率均高于城市人群，存留牙齿数目少于城市人群，牙周健康的比例小于城市人群。

中西部地区口腔疾病患病情况比东部地区严重。中西部地区居民患龋率、龋均高于东部地区；牙齿留存数目东部比中部多，中部比西部多；无牙颌率西部比中部高，中部比东部高。

龋病与牙周病在不同性别中的分布呈现相反趋势，女性患龋情况比男性略重，男性牙周病患病明显比女性严重。女性患龋率、龋均、无牙颌率均高于男性，男性牙周健康的比例明显低于女性。

可见，我国口腔疾病在全国的分布呈现出农村高于城市、中西部高于东部的分布趋势，性别分布则呈现出龋病流行女性高于男性、牙周病流行男性高于女性的趋势。

（三）我国成年人义齿修复需要较大，但实际修复情况不理想

我国 18 岁及以上人群中，存在着较大的义齿修复需要。截至调查时，45.5% 的人因牙齿缺失存在义齿修复的需要。义齿修复需要比例随年龄增长快速上升，18~44 岁、45~59 岁、60 岁及以上人群中，分别有 30.0%、58.0%、84.7% 的人需要进行义齿修复。

在需要进行义齿修复的人群中，不足一半的人（47.6%）进行过修复（全部修复或部分修复），超过一半（52.4%）的人有缺失牙但从未进行过修复。在有义齿修复需要的人群中，仅有大约五分之一（21.9%）的人进行了全部修复。

（四）我国成年人口腔卫生行为亟待改善

早晚刷牙是保持口腔卫生的重要日常保健措施，也是我国多年以来“全国爱牙日”的宣传主题和重要内容。但是，在我国成年人中，至今尚未养成良好的行为习惯。尽管我国成年人每天刷牙率较高（93.7%），但是仅有 43.4% 的人能够坚持每天早晚两次刷牙，并且随着年龄增长，老年人的刷牙等行为逐渐变差。牙周洁治是适用于成年人的预防和治疗牙周病的有效手段，在我国尚未形成习惯，成年人中仅有 2.5% 的人在 1 年内洗过牙。我国成年人尚未养成定期进行口腔检查的行为习惯，仅有 13.4% 的成年人在 1 年内曾经有过口腔就医经历；口腔就医的主要原因仍然以疾病症状就诊为主要原因（82.6%），因预防或定期口腔检查就医的人数比例极低，并且随年龄增长逐步下降。

（五）口腔健康危险因素广泛存在，未来口腔疾病防控将面临严峻挑战

吸烟、饮酒、含糖碳酸饮料的摄入等行为均为口腔健康危险因素，目前的危险因素水平能够预测未来几十年相关口腔疾病的流行水平。本报告中，我国 18 岁及以上人群中，分别有 49.8% 的男性和 1.9% 的女性为现在吸烟者；27.7% 的人在最近 30 天内饮过酒；2.3% 的人每天喝含糖碳酸饮料，2.3% 的人每天喝果汁 / 果味饮料，均以年轻男性最为严重。以上结果与《中国慢性病及其危险因素监测报告 2013》中结果基本一致。说明以上各种危险因素广泛存在，尤其是在年轻人群中广泛流行，这些危险因素均增加了未来几十年内龋病、牙周病等口腔疾病的发病风险，是未来开展口腔疾病防控的隐患和障碍。另外，我国成年人对口腔健康与主要慢性疾病关系的认识严重不足，多数（61.8%）成年人不知道口腔疾病和全身慢性疾病有关系。

二、政策建议

（一）关口前移，力争减轻我国未来口腔疾病负担

我国已经进入老龄化社会，并且近年来老龄化速度进一步加剧，龋病、牙周病造成的失牙已经成为老年人的严重口腔卫生问题。目前，我国口腔疾病就医的巨大需求和有限的人员设备之间存在巨大矛盾，口腔疾病就诊挂号难问题较为突出。因此，迫切需要采取预防性策略措施，力争减少人群口腔疾病负担。

积极做好一级预防，在全人群中，积极开展人群健康教育，尤其是年轻人口腔健康教

育，将口腔健康行为作为健康生活方式的重要组成部分，培养人群养成健康口腔行为，戒烟限酒，不喝或少喝各种含糖饮料，养成定期口腔检查、定期牙周洁治的科学行为习惯。

认真做好二级预防，在机关单位等功能社区，应逐步将口腔健康检查作为每年必须进行的自我保健内容之一。及时发现早期龋病、牙龈炎等疾病，应及时就医，规范治疗，避免发展成为严重龋病和牙周炎。

力争做好三级预防，对于存在缺失牙的人群，应及时进行义齿修复，恢复提高口腔功能，预防因牙齿缺失影响到其他口腔功能及生活质量。

（二）改善行为，强调个人在口腔健康管理中的主体责任

某种程度上讲，口腔疾病是生活方式疾病，大多由不良的生活方式、行为习惯引起。如：吸烟、有害饮酒、经常喝含糖碳酸饮料、不良口腔卫生习惯等。因此，做好口腔疾病防控工作，必须强调个人在口腔健康管理中的主体责任，个人要做自身口腔健康的第一责任人，做自身口腔健康的管理者。我国政府将口腔疾病的防控明确纳入了《中国防治慢性病中长期规划（2017—2025）》，并提出了“推进全民健康生活方式行动，开展‘三减三健’（减盐、减油、减糖、健康口腔、健康体重、健康骨骼）等专项行动”的具体要求。在国家慢性病总体防控规划指导下，各级各类机构开展口腔疾病防控工作时，应将口腔健康生活方式作为健康生活方式的重要组成部分，引导、教育个体进行口腔自我管理，自觉养成口腔健康生活方式，如：每年进行一次口腔健康检查，每年至少洗牙 1 次，每天早晚刷牙，戒烟限酒，减少糖的摄入等。

（三）重心下沉，大力加强基层卫生机构口腔卫生服务能力建设

我国基层卫生服务机构中，仅有少部分设置有口腔科，且呈现明显的地区差异，在贫困地区，极端缺乏口腔人员，尤其是口腔公共卫生人员，而这部分人员正是做好口腔疾病防控工作的主力军。因此，一是要大力加强社区卫生服务中心、乡镇卫生院等基层卫生服务机构的口腔能力建设，设置口腔科，培训专业人员，力争基层机构口腔科能够具备进行口腔健康检查、口腔健康教育和行为指导、实施口腔预防适宜技术（如氟化物应用、窝沟封闭、牙周洁治等）的设备条件和人员水平。二是在基本公共卫生服务内容中，增加口腔健康管理模块，在糖尿病患者管理、老年人健康管理模块中加入口腔保健的内容。

（四）政策倾斜，提高我国成年人口腔健康水平

发挥政府责任，力争在国家层面将严重威胁成人口腔健康的牙周疾病防控列入国家重大公共卫生专项项目。探索加强口腔卫生服务利用的机制与路径，如将牙周洁治纳入职工医疗保险和农村新型合作医疗，对贫困老年人牙齿修复给予一定的费用减免或补贴等。在开展口腔公共卫生项目如口腔健康教育、预防性适宜技术推广时，要优先考虑农村地区、西部地区等需求更大的重点地区，尽量减少和消除口腔保健工作中的不平衡和不平等，提高全人群的口腔健康水平。

附 表

附表 1　调查样本人群的性别、年龄、地区分布（%）

		合计				城市				农村			
		合计	东部	中部	西部	合计	东部	中部	西部	合计	东部	中部	西部
合计	小计	100.0	100.0	100.0	100.0	100.0	100.0	100.0	100.0	100.0	100.0	100.0	100.0
	18~24 岁	4.4	3.6	4.9	4.7	4.8	3.3	5.8	5.4	3.8	4.0	3.6	4.0
	25~29 岁	5.0	5.4	4.7	4.7	5.3	5.6	4.9	5.3	4.6	5.1	4.5	4.1
	30~34 岁	6.0	6.4	5.5	6.2	6.3	6.3	5.9	7.0	5.6	6.6	4.9	5.5
	35~39 岁	7.1	6.5	7.0	7.9	7.1	6.5	7.1	8.0	7.0	6.5	7.0	7.7
	40~44 岁	11.0	10.1	11.3	12.0	10.4	9.0	11.0	11.6	11.8	11.5	11.7	12.4
	45~49 岁	13.4	13.0	14.1	13.1	12.4	11.5	13.0	12.8	14.8	15.1	15.5	13.4
	50~54 岁	11.8	12.7	12.4	9.6	11.7	12.9	11.9	9.3	11.9	12.3	13.1	9.9
	55~59 岁	13.8	14.7	14.0	12.1	13.9	15.2	13.8	12.0	13.6	14.0	14.3	12.3
	60~64 岁	10.9	11.5	10.4	10.9	10.8	12.3	10.2	9.5	11.1	10.3	10.8	12.5
	65~69 岁	7.3	7.3	7.1	7.7	7.3	7.8	7.2	6.7	7.3	6.5	7.0	8.7
	70~74 岁	4.6	4.2	4.5	5.4	4.9	4.3	4.9	5.9	4.2	3.9	4.0	4.9
	75~79 岁	3.0	3.0	2.6	3.7	3.3	3.2	2.8	4.4	2.6	2.8	2.2	2.9
	≥ 80 岁	1.7	1.7	1.5	2.0	1.8	2.0	1.5	2.1	1.5	1.4	1.4	1.8
男性	小计	42.8	42.9	43.1	42.1	41.2	41.8	41.0	40.4	44.8	44.3	45.9	44.0
	18~24 岁	2.2	1.9	2.4	2.4	2.3	1.7	2.8	2.6	2.1	2.2	1.9	2.3
	25~29 岁	2.2	2.5	2.2	1.9	2.3	2.6	2.2	2.1	2.1	2.3	2.2	1.7
	30~34 岁	2.6	3.0	2.3	2.4	2.8	3.1	2.6	2.9	2.3	2.8	2.0	2.0
	35~39 岁	2.9	2.8	2.8	3.0	2.8	2.8	2.6	3.2	3.0	2.9	3.2	2.8
	40~44 岁	4.5	4.0	4.7	5.0	4.2	3.5	4.4	4.9	4.9	4.6	5.1	5.1
	45~49 岁	5.3	5.3	5.7	4.7	4.8	4.6	5.1	4.6	5.9	6.2	6.5	4.8

续表

		合计				城市				农村			
		合计	东部	中部	西部	合计	东部	中部	西部	合计	东部	中部	西部
	50~54 岁	4.5	4.9	4.8	3.6	4.3	4.8	4.2	3.5	4.8	5.0	5.6	3.7
	55~59 岁	5.8	6.0	6.0	5.2	5.4	5.8	5.5	4.8	6.3	6.4	6.7	5.6
	60~64 岁	4.9	4.9	4.6	5.3	4.5	4.9	4.4	4.0	5.4	4.8	5.0	6.7
	65~69 岁	3.3	3.4	3.2	3.3	3.1	3.7	3.0	2.5	3.6	3.0	3.6	4.3
	70~74 岁	2.2	2.0	2.1	2.6	2.2	2.1	2.1	2.5	2.3	2.0	2.2	2.7
	75~79 岁	1.4	1.4	1.3	1.6	1.4	1.4	1.3	1.7	1.4	1.5	1.3	1.5
	≥ 80 岁	0.8	0.8	0.7	1.0	0.9	0.9	0.8	1.1	0.7	0.6	0.7	0.9
女性	小计	57.2	57.1	56.9	57.9	58.8	58.2	59.0	59.6	55.2	55.7	54.1	56.0
	18~24 岁	2.1	1.7	2.4	2.3	2.4	1.6	3.0	2.8	1.7	1.8	1.6	1.7
	25~29 岁	2.7	2.9	2.5	2.8	2.9	3.1	2.6	3.2	2.5	2.8	2.4	2.4
	30~34 岁	3.4	3.5	3.2	3.8	3.5	3.2	3.3	4.1	3.4	3.8	2.9	3.5
	35~39 岁	4.2	3.7	4.2	4.8	4.3	3.7	4.5	4.8	4.0	3.7	3.7	4.9
	40~44 岁	6.5	6.1	6.6	7.0	6.2	5.4	6.5	6.7	6.9	6.9	6.6	7.3
	45~49 岁	8.1	7.7	8.4	8.4	7.6	6.9	7.9	8.2	8.8	8.9	9.0	8.6
	50~54 岁	7.3	7.8	7.6	6.0	7.4	8.1	7.6	5.9	7.1	7.3	7.5	6.2
	55~59 岁	8.0	8.7	8.0	6.9	8.5	9.5	8.2	7.2	7.3	7.6	7.6	6.6
	60~64 岁	6.1	6.6	5.8	5.7	6.3	7.4	5.8	5.5	5.7	5.5	5.8	5.9
	65~69 岁	4.0	3.9	3.9	4.3	4.2	4.2	4.2	4.2	3.8	3.5	3.5	4.5
	70~74 岁	2.4	2.1	2.4	2.8	2.8	2.3	2.8	3.4	1.9	1.9	1.8	2.1
	75~79 岁	1.6	1.6	1.3	2.1	1.9	1.8	1.6	2.6	1.2	1.3	0.9	1.4
	≥ 80 岁	0.9	0.9	0.7	1.0	0.9	1.1	0.7	1.1	0.8	0.7	0.7	1.0

附表 2　不同性别、年龄、地区人群患龋情况

		DT		MT		FT		DMFT		DFT	
		均数	标准差	均数	标准差	均数	标准差	均数	标准差	均数	标准差
合计	小计	1.32	2.46	3.58	6.97	0.45	2.05	5.35	7.71	1.77	3.21
	18~24 岁	0.79	1.64	1.24	2.75	0.21	1.02	2.25	3.53	1.01	2.00
	25~29 岁	1.08	1.96	1.01	3.05	0.28	1.32	2.37	3.98	1.36	2.43
	30~34 岁	1.13	2.18	1.40	2.78	0.35	1.41	2.88	4.05	1.48	2.67
	35~39 岁	1.29	2.10	1.80	2.86	0.47	1.38	3.56	4.07	1.76	2.57
	40~44 岁	1.25	2.15	2.01	3.54	0.47	1.63	3.73	4.78	1.72	2.81
	45~49 岁	1.42	2.30	2.76	4.03	0.58	1.78	4.75	5.32	1.99	2.94
	50~54 岁	1.48	2.31	3.78	4.90	0.61	1.98	5.87	5.97	2.09	3.07
	55~59 岁	1.66	2.45	5.40	6.66	0.64	2.37	7.70	7.37	2.30	3.38
	60~64 岁	1.89	2.78	7.62	7.75	0.56	2.42	10.07	8.25	2.45	3.63
	65~69 岁	1.89	2.73	9.21	8.75	0.57	2.39	11.66	9.00	2.45	3.59
	70~74 岁	2.17	3.28	12.65	10.28	0.62	2.64	15.43	10.24	2.79	4.09
	75~79 岁	1.75	3.08	15.38	10.96	1.09	3.38	18.22	10.82	2.84	4.43
	≥ 80 岁	2.68	3.64	16.43	11.51	0.60	2.48	19.71	11.24	3.28	4.35
男性	小计	1.17	2.40	3.39	7.11	0.34	1.67	4.90	7.76	1.51	2.93
	18~24 岁	0.70	1.35	1.39	3.06	0.17	0.73	2.26	3.57	0.87	1.56
	25~29 岁	1.04	1.67	1.00	2.80	0.23	0.94	2.27	3.44	1.27	1.95
	30~34 岁	0.88	2.05	1.58	3.19	0.28	1.16	2.74	4.12	1.16	2.41
	35~39 岁	1.10	1.95	1.93	2.93	0.38	0.97	3.41	3.78	1.48	2.22

续表

		DT		MT		FT		DMFT		DFT	
		均数	标准差	均数	标准差	均数	标准差	均数	标准差	均数	标准差
	40~44 岁	1.00	1.97	1.69	3.49	0.32	1.33	3.00	4.50	1.32	2.42
	45~49 岁	1.22	2.17	2.38	3.97	0.36	1.15	3.96	4.91	1.59	2.45
	50~54 岁	1.22	2.01	3.64	4.87	0.41	1.46	5.26	5.58	1.63	2.50
	55~59 岁	1.60	2.47	5.03	6.77	0.44	1.76	7.07	7.34	2.04	3.03
	60~64 岁	1.72	2.64	7.54	7.80	0.44	2.12	9.71	8.24	2.16	3.31
	65~69 岁	2.07	2.88	8.14	8.50	0.51	2.19	10.72	8.87	2.58	3.60
	70~74 岁	2.22	3.20	12.29	10.48	0.44	1.98	14.96	10.31	2.66	3.67
	75~79 岁	1.97	3.41	14.60	10.79	0.91	3.21	17.48	10.71	2.88	4.51
	≥ 80 岁	2.08	3.68	16.55	11.17	0.66	2.67	19.29	10.88	2.74	4.47
女性	小计	1.47	2.50	3.78	6.87	0.57	2.28	5.81	7.66	2.04	3.39
	18~24 岁	0.89	1.87	1.09	2.37	0.26	1.26	2.23	3.48	1.14	2.35
	25~29 岁	1.11	2.16	1.03	3.24	0.33	1.56	2.47	4.35	1.44	2.74
	30~34 岁	1.38	2.26	1.21	2.43	0.43	1.57	3.03	3.98	1.81	2.83
	35~39 岁	1.49	2.17	1.66	2.80	0.57	1.60	3.72	4.21	2.06	2.74
	40~44 岁	1.52	2.24	2.35	3.57	0.62	1.81	4.48	4.92	2.13	3.01
	45~49 岁	1.62	2.37	3.15	4.06	0.79	2.08	5.56	5.53	2.41	3.19
	50~54 岁	1.75	2.46	3.94	4.91	0.82	2.23	6.51	6.16	2.57	3.33
	55~59 岁	1.72	2.43	5.77	6.58	0.84	2.72	8.34	7.37	2.57	3.58
	60~64 岁	2.07	2.88	7.70	7.72	0.67	2.63	10.45	8.25	2.75	3.85

续表

		DT		MT		FT		DMFT		DFT	
		均数	标准差	均数	标准差	均数	标准差	均数	标准差	均数	标准差
	65~69 岁	1.70	2.59	10.30	8.94	0.63	2.55	12.63	9.09	2.33	3.58
	70~74 岁	2.11	3.35	12.99	10.10	0.79	3.12	15.90	10.17	2.91	4.43
	75~79 岁	1.55	2.74	16.08	11.11	1.26	3.53	18.89	10.91	2.81	4.36
	≥ 80 岁	3.10	3.61	16.35	11.83	0.56	2.29	20.01	11.58	3.66	4.25
城市	小计	1.18	2.34	3.07	6.34	0.54	2.04	4.78	7.13	1.71	3.13
	18~24 岁	0.64	1.53	0.97	2.04	0.28	1.14	1.88	2.99	0.92	2.00
	25~29 岁	0.87	1.66	0.88	2.63	0.34	1.51	2.09	3.53	1.21	2.36
	30~34 岁	1.01	1.97	1.11	2.51	0.41	1.45	2.53	3.59	1.42	2.50
	35~39 岁	1.16	2.01	1.59	2.54	0.59	1.45	3.35	3.77	1.75	2.56
	40~44 岁	1.19	2.08	1.77	3.29	0.59	1.85	3.56	4.56	1.78	2.88
	45~49 岁	1.33	2.09	2.72	3.48	0.70	1.97	4.75	4.78	2.03	2.87
	50~54 岁	1.34	2.21	3.75	4.54	0.71	2.16	5.79	5.69	2.05	3.12
	55~59 岁	1.60	2.43	4.64	5.75	0.76	2.34	7.00	6.59	2.36	3.33
	60~64 岁	1.80	2.58	6.17	6.91	0.73	2.47	8.70	7.53	2.53	3.53
	65~69 岁	1.85	2.55	7.87	7.90	0.77	2.33	10.49	8.25	2.62	3.39
	70~74 岁	1.93	3.13	11.16	9.87	0.68	2.40	13.77	9.91	2.61	3.87
	75~79 岁	1.66	3.04	14.84	10.32	0.82	2.10	17.32	10.25	2.48	3.63
	≥ 80 岁	1.72	3.62	15.11	10.81	0.51	1.89	17.34	10.78	2.23	4.09
农村	小计	1.48	2.60	4.16	7.66	0.36	2.05	6.00	8.35	1.84	3.32

续表

		DT		MT		FT		DMFT		DFT	
		均数	标准差	均数	标准差	均数	标准差	均数	标准差	均数	标准差
	18~24 岁	0.96	1.79	1.54	3.58	0.14	0.81	2.64	4.23	1.10	2.01
	25~29 岁	1.35	2.32	1.19	3.57	0.20	0.97	2.73	4.55	1.55	2.53
	30~34 岁	1.27	2.44	1.76	3.13	0.28	1.36	3.31	4.62	1.55	2.90
	35~39 岁	1.45	2.20	2.04	3.21	0.33	1.29	3.82	4.41	1.77	2.57
	40~44 岁	1.32	2.23	2.28	3.78	0.33	1.34	3.92	5.02	1.64	2.73
	45~49 岁	1.52	2.50	2.80	4.53	0.43	1.55	4.75	5.84	1.95	3.01
	50~54 岁	1.65	2.42	3.83	5.29	0.49	1.72	5.97	6.28	2.14	3.00
	55~59 岁	1.72	2.48	6.19	7.60	0.52	2.41	8.43	8.19	2.24	3.43
	60~64 岁	1.98	3.00	8.90	8.52	0.40	2.34	11.28	8.90	2.38	3.76
	65~69 岁	1.92	2.94	10.44	9.53	0.38	2.46	12.74	9.70	2.30	3.82
	70~74 岁	2.40	3.49	14.10	10.52	0.56	2.97	17.07	10.37	2.96	4.40
	75~79 岁	1.84	3.15	15.90	11.58	1.35	4.78	19.09	11.30	3.19	5.48
	≥ 80 岁	3.62	3.67	17.74	11.99	0.68	3.19	22.04	11.46	4.30	4.73
东部	小计	1.15	2.64	2.55	6.79	0.48	2.43	4.19	7.78	1.63	3.56
	18~24 岁	0.71	1.74	0.81	2.88	0.14	0.88	1.66	3.73	0.85	2.03
	25~29 岁	0.85	2.12	0.74	3.16	0.27	1.25	1.85	4.10	1.11	2.53
	30~34 岁	1.02	2.42	0.98	2.79	0.41	1.71	2.40	4.52	1.43	3.05
	35~39 岁	1.20	2.53	1.35	2.61	0.50	1.69	3.05	4.39	1.70	3.03
	40~44 岁	1.25	2.59	1.82	3.74	0.54	1.92	3.60	5.40	1.79	3.30

续表

		DT		MT		FT		DMFT		DFT	
		均数	标准差	均数	标准差	均数	标准差	均数	标准差	均数	标准差
	45~49 岁	1.34	2.57	2.60	4.34	0.53	1.81	4.47	5.83	1.87	3.15
	50~54 岁	1.30	2.46	3.52	4.91	0.65	2.11	5.47	6.20	1.95	3.26
	55~59 岁	1.50	2.52	4.69	6.40	0.65	2.62	6.84	7.30	2.15	3.53
	60~64 岁	1.74	2.71	6.60	7.44	0.68	2.78	9.02	8.14	2.42	3.82
	65~69 岁	1.62	2.83	7.47	8.45	0.83	2.99	9.93	8.92	2.45	4.02
	70~74 岁	2.22	3.53	10.73	10.42	1.19	3.60	14.13	10.63	3.40	4.79
	75~79 岁	1.79	3.34	12.98	10.93	2.37	4.92	17.14	11.06	4.16	5.66
	≥ 80 岁	2.14	3.73	13.67	11.45	1.45	3.42	17.27	11.41	3.59	4.99
中部	小计	1.30	2.15	3.68	7.01	0.52	1.98	5.51	7.56	1.83	2.94
	18~24 岁	0.65	1.58	1.32	2.56	0.35	1.21	2.32	3.41	1.00	2.08
	25~29 岁	1.13	1.83	0.89	2.15	0.30	1.61	2.33	3.51	1.43	2.50
	30~34 岁	1.12	1.61	1.40	2.56	0.35	1.10	2.86	3.37	1.46	2.07
	35~39 岁	1.16	1.69	1.70	2.87	0.46	1.34	3.32	3.80	1.63	2.28
	40~44 岁	1.30	1.84	1.99	3.10	0.53	1.58	3.83	4.33	1.84	2.61
	45~49 岁	1.56	2.21	3.08	3.87	0.71	1.96	5.36	5.07	2.27	2.96
	50~54 岁	1.54	2.15	4.14	4.91	0.60	2.00	6.28	5.81	2.14	2.95
	55~59 岁	1.64	2.28	5.66	6.95	0.83	2.50	8.14	7.51	2.48	3.35
	60~64 岁	1.75	2.49	7.94	7.84	0.73	2.38	10.43	8.11	2.48	3.39
	65~69 岁	1.82	2.30	8.81	8.67	0.68	2.03	11.31	8.77	2.50	3.04

续表

		DT		MT		FT		DMFT		DFT	
		均数	标准差	均数	标准差	均数	标准差	均数	标准差	均数	标准差
	70~74 岁	2.11	2.59	13.30	10.46	0.51	2.12	15.92	9.99	2.62	3.22
	75~79 岁	1.87	2.55	15.23	10.56	0.72	2.25	17.81	10.20	2.59	3.23
	≥ 80 岁	2.59	2.72	17.90	11.40	0.50	1.97	20.98	10.87	3.08	3.31
西部	小计	1.60	2.59	4.98	7.19	0.31	1.43	6.89	7.83	1.91	3.01
	18~24 岁	1.13	1.60	1.90	2.81	0.15	0.85	3.18	3.48	1.28	1.85
	25~29 岁	1.56	1.86	1.83	3.83	0.28	0.90	3.67	4.40	1.84	2.13
	30~34 岁	1.34	2.42	2.21	3.01	0.25	1.26	3.79	4.10	1.59	2.73
	35~39 岁	1.59	1.94	2.59	3.11	0.43	0.95	4.60	3.98	2.01	2.20
	40~44 岁	1.19	1.90	2.32	3.83	0.26	1.07	3.78	4.50	1.45	2.32
	45~49 岁	1.31	1.99	2.45	3.81	0.40	1.38	4.17	4.90	1.72	2.51
	50~54 岁	1.75	2.30	3.73	4.84	0.53	1.63	6.01	5.80	2.28	2.87
	55~59 岁	1.89	2.60	5.99	6.56	0.39	1.52	8.26	7.18	2.28	3.10
	60~64 岁	2.12	3.23	8.15	8.06	0.33	1.78	10.60	8.57	2.45	3.65
	65~69 岁	2.11	3.08	10.67	9.21	0.31	1.84	13.09	9.40	2.42	3.59
	70~74 岁	2.18	3.69	13.20	9.83	0.39	1.81	15.77	10.09	2.57	4.15
	75~79 岁	1.62	3.21	17.23	11.33	0.48	1.43	19.33	11.15	2.10	3.57
	≥ 80 岁	3.04	4.28	17.14	11.51	0.16	1.17	20.35	11.41	3.21	4.39

附表 3 不同性别、年龄、城乡人群患龋率（%）

		合计			城市			农村		
		DMFT	DFT	DT	DMFT	DFT	DT	DMFT	DFT	DT
合计	小计	74.4	51.8	46.1	72.7	50.8	43.8	76.2	53.0	48.7
	18~24 岁	54.8	38.2	33.5	49.3	33.7	28.6	60.6	43.1	38.9
	25~29 岁	58.4	44.6	39.6	58.9	44.0	38.4	57.7	45.5	41.2
	30~34 岁	64.8	50.7	44.7	64.0	50.2	42.6	65.9	51.2	47.3
	35~39 岁	75.8	56.1	49.4	75.2	53.9	45.3	76.6	58.7	54.3
	40~44 岁	73.6	53.2	47.0	73.8	54.3	47.2	73.3	52.0	46.7
	45~49 岁	82.3	58.3	51.5	82.5	58.9	50.9	82.0	57.5	52.2
	50~54 岁	88.3	60.2	53.1	87.7	59.7	51.3	89.0	60.8	55.2
	55~59 岁	89.9	60.1	54.2	88.8	59.6	51.3	91.1	60.7	57.1
	60~64 岁	94.0	60.9	55.9	93.1	62.1	55.1	94.8	59.8	56.6
	65~69 岁	94.4	60.8	56.0	93.8	62.1	55.6	95.0	59.6	56.4
	70~74 岁	96.0	59.2	54.2	95.0	60.8	53.8	96.9	57.7	54.6
	75~79 岁	95.6	54.7	47.3	98.2	55.8	46.7	93.2	53.6	48.0
	≥ 80 岁	97.3	52.4	48.9	96.8	51.8	47.0	97.7	53.0	50.9
男性	小计	72.2	48.4	42.8	70.0	46.9	39.8	74.6	50.1	46.1
	18~24 岁	54.5	38.7	33.6	47.9	34.2	26.8	60.8	43.2	40.2
	25~29 岁	55.2	40.0	36.3	54.1	37.9	34.3	56.5	42.4	38.8
	30~34 岁	62.5	47.2	40.8	62.3	48.2	40.4	62.9	45.9	41.2
	35~39 岁	72.7	49.3	43.0	70.7	46.2	38.1	75.0	52.8	48.8
	40~44 岁	69.6	46.3	40.0	69.8	47.2	40.9	69.5	45.2	39.0
	45~49 岁	78.1	53.7	47.1	77.8	54.7	46.5	78.5	52.5	47.8

续表

		合计			城市			农村		
		DMFT	DFT	DT	DMFT	DFT	DT	DMFT	DFT	DT
	50~54 岁	85.3	52.7	45.7	82.5	48.0	40.4	88.3	57.8	51.5
	55~59 岁	88.7	56.2	50.8	87.6	54.5	46.5	89.8	58.0	55.2
	60~64 岁	93.4	59.3	54.2	91.9	59.7	51.7	94.6	59.0	56.3
	65~69 岁	94.4	62.7	58.5	93.2	63.3	56.8	95.4	62.2	59.9
	70~74 岁	96.5	57.9	53.8	96.3	62.2	56.4	96.6	54.0	51.5
	75~79 岁	95.3	57.1	52.0	98.2	57.9	50.9	92.5	56.4	53.1
	≥ 80 岁	98.4	51.5	47.2	98.7	50.1	45.3	98.0	53.5	50.1
女性	小计	76.6	55.3	49.4	75.4	54.6	47.7	78.0	56.2	51.5
	18~24 岁	55.1	37.7	33.4	50.7	33.3	30.2	60.4	43.0	37.3
	25~29 岁	61.6	49.3	42.9	63.4	49.6	42.2	59.0	48.9	44.0
	30~34 岁	67.2	54.2	48.8	65.7	52.2	44.8	69.0	56.7	53.6
	35~39 岁	79.1	63.3	56.1	79.8	61.9	52.7	78.2	64.9	60.1
	40~44 岁	77.7	60.4	54.2	77.9	61.4	53.6	77.4	59.4	54.9
	45~49 岁	86.6	63.0	56.0	87.3	63.3	55.5	85.7	62.6	56.6
	50~54 岁	91.4	68.0	60.8	92.6	70.7	61.5	89.7	64.3	59.8
	55~59 岁	91.2	64.1	57.6	89.9	64.6	56.2	92.5	63.6	59.1
	60~64 岁	94.6	62.5	57.6	94.2	64.4	58.3	95.1	60.7	56.9
	65~69 岁	94.5	58.9	53.6	94.4	61.0	54.4	94.6	56.8	52.7
	70~74 岁	95.5	60.5	54.6	93.9	59.5	51.3	97.2	61.6	58.0
	75~79 岁	95.9	52.5	43.2	98.2	53.8	42.7	93.8	51.2	43.6
	≥ 80 岁	96.4	53.0	50.2	94.9	53.3	48.6	97.6	52.7	51.4

附表 4 不同性别、年龄、地区人群患龋率（%）

		合计			东部			中部			西部		
		DMFT	DFT	DT	DMFT	DFT	DT	DMFT	DFT	DT	DMFT	DFT	DT
合计	小计	74.4	51.8	46.1	69.0	50.0	43.7	77.5	54.5	48.0	78.5	51.3	47.2
	18~24 岁	54.8	38.2	33.5	47.3	36.0	32.3	57.4	38.5	30.3	64.5	41.7	39.8
	25~29 岁	58.4	44.6	39.6	52.3	41.8	36.1	60.3	46.8	42.8	70.2	48.4	43.7
	30~34 岁	64.8	50.7	44.7	61.2	50.4	43.3	70.0	52.4	47.7	65.9	49.3	44.0
	35~39 岁	75.8	56.1	49.4	72.8	56.5	49.0	76.7	56.4	49.9	79.2	55.3	49.5
	40~44 岁	73.6	53.2	47.0	74.8	54.6	47.1	76.1	56.2	50.0	68.4	47.0	42.6
	45~49 岁	82.3	58.3	51.5	81.3	54.7	47.8	86.5	62.9	56.1	76.3	56.7	49.9
	50~54 岁	88.3	60.2	53.1	86.2	59.4	52.0	90.8	63.4	56.9	88.2	56.3	48.8
	55~59 岁	89.9	60.1	54.2	87.8	59.2	52.4	92.0	62.7	55.5	90.0	58.1	54.8
	60~64 岁	94.0	60.9	55.9	93.9	60.4	54.7	95.8	62.9	56.6	92.7	59.7	56.1
	65~69 岁	94.4	60.8	56.0	93.5	62.4	56.4	97.4	67.4	61.1	92.9	55.0	52.3
	70~74 岁	96.0	59.2	54.2	93.6	59.7	50.5	97.5	62.2	58.2	96.1	56.6	53.1
	75~79 岁	95.6	54.7	47.3	92.4	54.7	42.7	98.8	66.3	56.6	95.4	45.5	43.3
	≥ 80 岁	97.3	52.4	48.9	92.8	53.2	47.6	97.6	52.0	46.3	99.6	52.1	51.4
男性	小计	72.2	48.4	42.8	65.6	45.4	39.7	74.9	50.0	43.5	79.5	51.3	47.1
	18~24 岁	54.5	38.7	33.6	45.5	33.8	29.3	56.7	40.4	30.7	69.3	46.3	46.0
	25~29 岁	55.2	40.0	36.3	45.0	34.5	31.1	57.4	39.7	37.5	79.5	55.1	48.7
	30~34 岁	62.5	47.2	40.8	59.8	49.2	41.6	66.9	48.1	43.1	63.4	41.2	35.7
	35~39 岁	72.7	49.3	43.0	69.3	50.3	44.4	71.8	47.8	41.5	79.8	49.3	42.6
	40~44 岁	69.6	46.3	40.0	71.0	47.6	41.1	71.8	47.8	41.9	64.1	41.8	35.3
	45~49 岁	78.1	53.7	47.1	77.0	48.6	42.8	81.7	56.0	48.5	74.6	59.9	53.3

续表

		合计			东部			中部			西部		
		DMFT	DFT	DT	DMFT	DFT	DT	DMFT	DFT	DT	DMFT	DFT	DT
	50~54 岁	85.3	52.7	45.7	82.4	48.6	42.2	87.8	54.6	48.8	86.9	57.7	47.5
	55~59 岁	88.7	56.2	50.8	85.6	54.4	47.8	91.0	58.2	52.1	89.7	55.9	53.0
	60~64 岁	93.4	59.3	54.2	93.5	60.1	53.6	94.4	58.5	50.6	92.5	59.4	57.1
	65~69 岁	94.4	62.7	58.5	93.2	63.6	57.5	97.4	64.6	58.6	93.0	60.8	59.1
	70~74 岁	96.5	57.9	53.8	93.5	57.6	51.3	98.7	62.6	57.7	96.4	54.7	52.4
	75~79 岁	95.3	57.1	52.0	95.4	58.3	49.1	99.4	69.1	64.8	91.9	46.4	43.4
	≥ 80 岁	98.4	51.5	47.2	96.4	60.4	52.3	98.5	52.5	47.1	99.7	45.4	44.1
女性	小计	76.6	55.3	49.4	72.8	55.1	48.2	80.2	59.1	52.6	77.7	51.3	47.4
	18~24 岁	55.1	37.7	33.4	49.4	38.6	35.7	58.1	36.5	29.9	60.2	37.6	34.3
	25~29 岁	61.6	49.3	42.9	60.1	49.6	41.4	63.4	54.2	48.5	62.6	43.0	39.6
	30~34 岁	67.2	54.2	48.8	62.8	51.8	45.4	73.3	56.9	52.4	67.9	55.4	50.3
	35~39 岁	79.1	63.3	56.1	77.2	64.2	54.8	81.5	64.7	58.0	78.7	60.5	55.5
	40~44 岁	77.7	60.4	54.2	78.8	62.1	53.4	80.8	65.7	59.1	72.3	51.8	49.3
	45~49 岁	86.6	63.0	56.0	86.6	62.0	53.9	90.9	69.0	62.8	78.2	53.3	46.5
	50~54 岁	91.4	68.0	60.8	90.1	70.3	61.8	93.9	72.5	65.2	89.7	54.6	50.4
	55~59 岁	91.2	64.1	57.6	90.0	63.9	56.8	93.2	67.7	59.3	90.3	60.2	56.5
	60~64 岁	94.6	62.5	57.6	94.3	60.8	55.7	97.2	67.3	62.7	92.9	60.1	55.0
	65~69 岁	94.5	58.9	53.6	93.9	61.3	55.3	97.4	70.5	63.7	92.8	49.1	45.4
	70~74 岁	95.5	60.5	54.6	93.7	61.6	49.8	96.5	62.0	58.7	95.7	58.6	53.8
	75~79 岁	95.9	52.5	43.2	89.8	51.6	37.2	98.2	63.5	48.7	98.5	44.6	43.3
	≥ 80 岁	96.4	53.0	50.2	90.1	47.5	43.9	97.0	51.6	45.7	99.6	56.8	56.4

附表 5　不同性别、年龄、地区人群最高 CPI 记分分布（%）

		牙周健康	牙龈出血	牙石（无牙龈出血）	牙石（有牙龈出血）	浅牙周袋	深牙周袋
合计	小计	15.9	2.9	28.7	26.8	18.0	7.7
	18~24 岁	33.3	5.0	28.2	25.9	6.3	1.3
	25~29 岁	25.7	4.8	31.2	27.7	8.7	1.8
	30~34 岁	21.2	4.3	31.2	29.9	11.9	1.5
	35~39 岁	15.7	3.6	33.2	30.6	13.4	3.6
	40~44 岁	12.2	2.7	33.6	32.7	14.7	4.1
	45~49 岁	9.0	2.5	32.6	31.0	18.9	6.0
	50~54 岁	9.4	3.0	29.9	27.3	21.2	9.1
	55~59 岁	10.7	2.4	26.6	26.4	22.2	11.6
	60~64 岁	14.0	2.2	25.6	23.1	22.7	12.4
	65~69 岁	17.8	2.5	23.2	21.7	22.7	12.2
	70~74 岁	24.9	1.6	23.8	17.7	20.2	11.9
	75~79 岁	33.3	3.3	17.2	16.0	18.5	11.7
	≥ 80 岁	40.0	1.7	18.5	15.1	15.4	9.2
男性	小计	14.5	2.3	28.9	25.6	19.0	9.7
	18~24 岁	29.4	3.6	30.8	27.7	7.0	1.4
	25~29 岁	20.1	4.6	32.7	29.0	11.4	2.2
	30~34 岁	20.0	3.6	31.0	29.2	14.4	1.9
	35~39 岁	14.2	2.9	33.4	28.4	16.0	5.1

续表

		牙周健康	牙龈出血	牙石（无牙龈出血）	牙石（有牙龈出血）	浅牙周袋	深牙周袋
	40~44 岁	10.6	2.3	35.5	30.1	15.7	5.8
	45~49 岁	7.8	2.2	32.8	29.4	20.1	7.7
	50~54 岁	8.2	1.9	31.2	25.3	21.9	11.5
	55~59 岁	8.8	2.1	25.4	25.4	22.8	15.5
	60~64 岁	11.5	1.9	25.8	22.1	23.6	15.2
	65~69 岁	16.4	1.5	23.5	21.1	23.9	13.6
	70~74 岁	23.5	0.9	23.2	19.1	20.6	12.8
	75~79 岁	30.6	2.5	16.1	16.5	19.2	15.1
	≥ 80 岁	38.8	1.8	18.7	14.7	14.7	11.2
女性	小计	17.0	3.3	28.6	27.6	17.2	6.3
	18~24 岁	37.5	6.4	25.3	24.1	5.5	1.2
	25~29 岁	30.4	4.9	30.0	26.7	6.5	1.5
	30~34 岁	22.1	4.8	31.4	30.5	10.0	1.2
	35~39 岁	16.7	4.0	33.1	32.1	11.6	2.5
	40~44 岁	13.3	3.0	32.3	34.6	13.9	3.0
	45~49 岁	9.8	2.7	32.5	32.0	18.1	4.9
	50~54 岁	10.2	3.6	29.1	28.6	20.8	7.7
	55~59 岁	12.2	2.7	27.5	27.1	21.7	8.8
	60~64 岁	16.0	2.4	25.5	23.9	22.0	10.2

续表

		牙周健康	牙龈出血	牙石（无牙龈出血）	牙石（有牙龈出血）	浅牙周袋	深牙周袋
	65~69 岁	19.0	3.3	22.9	22.2	21.6	11.1
	70~74 岁	26.2	2.3	24.3	16.4	19.8	11.0
	75~79 岁	35.8	4.0	18.1	15.5	17.9	8.8
	≥ 80 岁	41.1	1.7	18.4	15.4	16.1	7.4
城市	小计	16.6	3.5	27.7	24.9	19.2	8.1
	18~24 岁	37.8	4.9	27.0	24.0	5.1	1.2
	25~29 岁	29.3	6.0	28.7	24.6	9.6	1.8
	30~34 岁	25.5	4.6	31.2	25.7	11.4	1.7
	35~39 岁	17.8	4.0	33.9	28.7	12.9	2.7
	40~44 岁	14.8	3.1	33.0	29.6	15.1	4.4
	45~49 岁	9.0	3.4	32.5	28.9	19.7	6.4
	50~54 岁	9.3	4.1	28.3	25.5	22.6	10.2
	55~59 岁	10.1	3.1	25.3	25.4	24.4	11.7
	60~64 岁	12.7	2.5	24.1	22.0	25.8	12.9
	65~69 岁	15.8	3.3	21.0	21.8	25.2	12.8
	70~74 岁	22.8	1.5	23.3	16.0	21.7	14.7
	75~79 岁	28.8	4.1	18.0	16.6	22.2	10.5
	≥ 80 岁	35.8	2.0	18.3	15.5	18.1	10.3
农村	小计	15.0	2.1	30.0	29.2	16.5	7.3

续表

		牙周健康	牙龈出血	牙石（无牙龈出血）	牙石（有牙龈出血）	浅牙周袋	深牙周袋
	18~24 岁	26.3	5.0	29.9	29.0	8.2	1.5
	25~29 岁	20.6	3.0	34.8	32.2	7.4	1.9
	30~34 岁	15.1	3.9	31.2	35.9	12.6	1.3
	35~39 岁	13.0	3.0	32.3	33.0	14.1	4.6
	40~44 岁	9.3	2.2	34.2	36.3	14.2	3.8
	45~49 岁	9.0	1.5	32.7	33.2	18.0	5.6
	50~54 岁	9.6	1.6	31.8	29.5	19.6	7.8
	55~59 岁	11.6	1.6	28.4	27.7	19.3	11.5
	60~64 岁	15.5	1.8	27.5	24.5	18.9	11.8
	65~69 岁	20.2	1.4	25.9	21.5	19.5	11.4
	70~74 岁	27.8	1.9	24.5	20.1	17.9	7.7
	75~79 岁	40.8	2.0	15.8	15.1	12.5	13.8
	≥ 80 岁	46.5	1.3	18.9	14.5	11.4	7.5
东部	小计	16.5	3.7	19.7	26.6	23.2	10.4
	18~24 岁	39.9	5.5	18.9	24.2	8.8	2.6
	25~29 岁	33.1	5.4	23.7	23.4	11.6	2.8
	30~34 岁	21.3	6.9	23.9	33.3	13.3	1.4
	35~39 岁	16.8	4.0	24.6	32.2	18.1	4.3
	40~44 岁	14.0	3.1	23.8	34.7	18.5	5.8

续表

		牙周健康	牙龈出血	牙石（无牙龈出血）	牙石（有牙龈出血）	浅牙周袋	深牙周袋
	45~49 岁	9.9	3.5	23.3	30.8	24.3	8.2
	50~54 岁	9.2	4.3	20.1	25.9	27.2	13.4
	55~59 岁	10.5	3.3	17.5	23.9	28.7	16.1
	60~64 岁	13.4	2.2	15.8	23.6	28.6	16.3
	65~69 岁	16.2	3.4	13.9	21.2	30.8	14.5
	70~74 岁	24.1	2.1	14.6	20.1	25.7	13.4
	75~79 岁	33.2	2.9	12.8	17.0	22.7	11.5
	≥ 80 岁	38.6	1.9	12.6	17.7	16.7	12.6
中部	小计	15.4	2.6	35.9	25.3	14.7	6.3
	18~24 岁	31.0	5.8	34.8	23.6	4.3	0.5
	25~29 岁	22.7	5.1	39.9	24.2	6.8	1.3
	30~34 岁	19.6	3.4	39.8	25.9	9.9	1.4
	35~39 岁	18.8	4.0	39.8	26.4	8.0	3.0
	40~44 岁	10.6	2.7	41.7	29.4	12.1	3.5
	45~49 岁	9.2	1.8	39.8	29.5	14.8	5.0
	50~54 岁	9.7	2.2	38.8	26.8	16.1	6.4
	55~59 岁	10.6	2.2	33.7	26.8	19.2	7.6
	60~64 岁	14.2	1.5	32.1	22.5	19.1	10.7
	65~69 岁	17.1	2.0	27.4	21.6	19.8	12.3

续表

		牙周健康	牙龈出血	牙石（无牙龈出血）	牙石（有牙龈出血）	浅牙周袋	深牙周袋
	70~74 岁	23.9	1.5	28.4	15.1	18.9	12.2
	75~79 岁	33.1	2.7	22.8	15.5	15.8	10.0
	≥ 80 岁	41.3	1.6	20.6	12.2	15.9	8.5
西部	小计	15.9	2.2	31.2	29.3	15.3	6.1
	18~24 岁	29.6	3.1	28.2	31.3	6.5	1.2
	25~29 岁	18.1	3.1	30.9	40.1	6.8	1.0
	30~34 岁	23.1	1.5	31.0	30.3	12.3	1.8
	35~39 岁	10.2	2.5	34.8	34.1	14.9	3.5
	40~44 岁	12.1	2.2	34.2	35.0	13.6	3.0
	45~49 岁	7.5	2.1	34.6	33.6	17.8	4.5
	50~54 岁	9.4	1.9	31.6	31.0	19.8	6.3
	55~59 岁	11.5	1.3	30.7	30.1	16.0	10.4
	60~64 岁	14.5	3.0	31.4	23.3	18.9	8.9
	65~69 岁	21.0	1.9	30.2	22.6	15.5	8.9
	70~74 岁	26.8	1.3	28.3	18.2	15.6	9.7
	75~79 岁	33.8	4.4	16.6	15.3	16.3	13.8
	≥ 80 岁	40.5	1.7	23.7	15.0	13.3	5.8

附表 6　不同性别、年龄、地区人群 CPI 记分区段分布（%）

		牙周健康	牙龈出血	牙石（无牙龈出血）	牙石（有牙龈出血）	浅牙周袋	深牙周袋	其他
合计	小计	25.8	5.4	28.0	18.5	7.8	2.7	11.7
	18~24 岁	53.3	5.5	23.2	13.9	2.3	0.4	1.4
	25~29 岁	44.7	6.5	26.4	16.2	3.4	0.7	2.1
	30~34 岁	40.7	5.9	27.4	18.9	4.3	0.5	2.3
	35~39 岁	34.1	6.6	29.6	20.5	5.5	1.3	2.4
	40~44 岁	29.4	6.0	31.8	22.1	6.0	1.3	3.4
	45~49 岁	24.7	6.0	32.2	22.2	8.1	2.0	4.8
	50~54 岁	23.2	5.8	30.0	20.2	9.8	3.2	7.8
	55~59 岁	19.7	5.3	29.0	19.3	9.7	4.3	12.7
	60~64 岁	17.5	4.9	27.1	17.0	10.6	4.5	18.4
	65~69 岁	16.2	4.6	24.2	16.1	10.2	4.4	24.3
	70~74 岁	13.7	2.9	23.1	12.4	9.0	4.1	34.8
	75~79 岁	13.9	3.5	16.6	11.2	7.9	4.0	42.9
	≥ 80 岁	12.1	3.5	16.4	9.1	6.1	3.6	49.2
男性	小计	22.3	4.7	30.0	19.0	8.7	3.6	11.7
	18~24 岁	48.2	5.1	27.1	15.0	2.5	0.5	1.6
	25~29 岁	37.8	6.5	30.5	17.9	4.5	1.0	1.8
	30~34 岁	37.9	5.1	29.7	19.2	5.1	0.6	2.4
	35~39 岁	31.3	6.1	31.5	20.4	6.8	1.9	2.0

续表

		牙周健康	牙龈出血	牙石（无牙龈出血）	牙石（有牙龈出血）	浅牙周袋	深牙周袋	其他
	40~44 岁	25.4	5.0	35.3	21.8	7.2	1.9	3.4
	45~49 岁	21.2	5.3	34.7	22.8	9.3	2.7	4.0
	50~54 岁	20.0	4.4	32.6	20.9	10.6	4.0	7.5
	55~59 岁	14.9	4.9	30.0	20.8	10.6	6.0	12.8
	60~64 岁	14.1	4.2	28.8	17.0	11.7	6.0	18.2
	65~69 岁	14.5	3.5	25.5	17.0	10.7	5.3	23.5
	70~74 岁	10.3	2.4	25.3	14.0	9.7	4.3	34.0
	75~79 岁	12.3	3.0	17.3	11.9	7.9	5.5	42.1
	≥ 80 岁	10.3	3.5	16.8	8.7	6.0	4.1	50.6
女性	小计	28.4	6.0	26.5	18.3	7.2	2.1	11.5
	18~24 岁	58.7	5.9	19.1	12.8	2.0	0.3	1.2
	25~29 岁	50.2	6.6	23.2	14.7	2.5	0.5	2.3
	30~34 岁	42.7	6.6	25.6	18.6	3.6	0.5	2.4
	35~39 岁	36.1	6.9	28.4	20.5	4.6	0.9	2.6
	40~44 岁	32.2	6.7	29.4	22.4	5.1	1.0	3.2
	45~49 岁	27.0	6.4	30.5	21.8	7.2	1.6	5.5
	50~54 岁	25.3	6.7	28.5	19.8	9.2	2.6	7.9
	55~59 岁	23.1	5.5	28.3	18.3	9.0	3.1	12.7
	60~64 岁	20.3	5.5	25.7	17.0	9.7	3.3	18.5

续表

		牙周健康	牙龈出血	牙石（无牙龈出血）	牙石（有牙龈出血）	浅牙周袋	深牙周袋	其他
	65~69 岁	17.6	5.4	23.0	15.5	9.7	3.7	25.1
	70~74 岁	16.8	3.4	21.1	11.0	8.5	3.9	35.3
	75~79 岁	15.2	4.0	16.0	10.5	7.8	2.6	43.9
	≥ 80 岁	13.9	3.5	16.0	9.4	6.3	3.0	47.9
城市	小计	29.6	6.1	26.7	16.6	8.5	2.8	9.7
	18~24 岁	60.1	5.4	20.2	11.4	2.0	0.2	0.7
	25~29 岁	50.0	7.4	23.7	13.0	3.7	0.7	1.5
	30~34 岁	46.7	5.9	25.5	15.1	4.2	0.7	1.9
	35~39 岁	39.4	6.6	28.6	17.6	5.3	0.9	1.6
	40~44 岁	34.6	6.5	30.0	18.9	6.0	1.3	2.7
	45~49 岁	28.2	7.0	31.4	18.9	8.5	2.1	3.9
	50~54 岁	26.1	6.9	27.9	18.5	10.7	3.5	6.4
	55~59 岁	22.7	5.8	28.4	18.0	11.0	4.3	9.8
	60~64 岁	20.3	5.9	26.4	16.5	12.2	4.5	14.2
	65~69 岁	17.6	5.5	23.3	17.2	12.1	4.3	20.0
	70~74 岁	16.0	3.3	24.0	11.9	9.9	5.0	29.9
	75~79 岁	16.3	4.3	18.3	12.4	8.9	3.0	36.8
	≥ 80 岁	15.0	4.6	16.3	9.3	7.5	3.8	43.5
农村	小计	20.9	4.6	29.6	21.0	6.9	2.7	14.3

续表

		牙周健康	牙龈出血	牙石（无牙龈出血）	牙石（有牙龈出血）	浅牙周袋	深牙周袋	其他
	18~24 岁	42.6	5.7	27.9	17.8	2.7	0.7	2.6
	25~29 岁	36.9	5.3	30.3	20.7	2.9	0.7	3.2
	30~34 岁	32.1	6.0	30.1	24.2	4.3	0.4	2.9
	35~39 岁	27.4	6.6	31.0	24.1	5.8	1.7	3.4
	40~44 岁	23.6	5.5	33.8	25.7	6.0	1.3	4.1
	45~49 岁	21.0	4.9	32.9	25.6	7.6	2.0	6.0
	50~54 岁	19.7	4.5	32.6	22.3	8.6	2.7	9.6
	55~59 岁	15.8	4.6	29.8	21.1	8.0	4.3	16.4
	60~64 岁	14.1	3.7	27.9	17.6	8.6	4.5	23.6
	65~69 岁	14.4	3.4	25.3	14.8	7.8	4.6	29.7
	70~74 岁	10.3	2.2	21.8	13.2	7.8	2.8	41.9
	75~79 岁	10.0	2.3	13.9	9.1	6.1	5.7	52.9
	≥ 80 岁	7.7	1.9	16.5	8.6	4.1	3.2	58.0
东部	小计	25.6	5.0	20.1	23.0	10.7	3.6	12.0
	18~24 岁	56.5	5.0	14.6	17.4	3.5	0.7	2.3
	25~29 岁	50.9	6.0	17.5	16.9	4.9	1.2	2.6
	30~34 岁	41.8	6.1	20.8	23.3	4.7	0.5	2.8
	35~39 岁	34.8	5.4	21.6	27.0	7.6	1.3	2.3
	40~44 岁	30.2	5.2	21.2	28.9	8.4	1.9	4.2

续表

		牙周健康	牙龈出血	牙石（无牙龈出血）	牙石（有牙龈出血）	浅牙周袋	深牙周袋	其他
	45~49 岁	24.7	4.7	23.8	27.2	11.5	2.5	5.6
	50~54 岁	22.3	5.2	21.3	25.0	13.3	4.6	8.3
	55~59 岁	18.7	4.6	21.7	23.0	13.4	5.6	13.0
	60~64 岁	16.9	4.8	19.6	21.2	14.1	5.8	17.6
	65~69 岁	14.4	5.2	17.1	20.0	14.0	5.1	24.2
	70~74 岁	11.5	3.6	16.0	16.9	11.5	4.4	36.1
	75~79 岁	10.3	3.4	14.4	13.1	9.2	3.6	46.0
	≥ 80 岁	12.0	4.8	10.5	11.0	7.4	5.1	49.2
中部	小计	28.6	5.8	32.0	13.7	6.1	2.2	11.6
	18~24 岁	56.9	5.7	25.1	9.8	1.5	0.2	0.8
	25~29 岁	45.6	6.3	31.5	11.7	2.8	0.5	1.6
	30~34 岁	43.9	5.9	30.7	13.2	3.8	0.4	2.1
	35~39 岁	41.5	7.2	31.5	12.9	3.4	1.1	2.4
	40~44 岁	33.3	6.8	36.5	15.1	4.4	1.0	2.9
	45~49 岁	27.9	6.6	37.1	16.4	5.6	1.8	4.6
	50~54 岁	26.2	6.5	35.1	15.3	7.1	2.1	7.7
	55~59 岁	21.4	5.9	33.6	14.8	7.8	2.8	13.7
	60~64 岁	19.2	4.8	30.6	13.1	9.1	3.8	19.4
	65~69 岁	17.7	4.8	26.3	13.5	8.7	4.4	24.6

续表

		牙周健康	牙龈出血	牙石（无牙龈出血）	牙石（有牙龈出血）	浅牙周袋	深牙周袋	其他
	70~74 岁	12.3	2.8	26.2	8.2	8.7	4.3	37.5
	75~79 岁	15.1	3.3	18.0	8.9	6.8	3.3	44.6
	≥ 80 岁	10.6	2.8	18.5	6.7	6.3	2.8	52.3
西部	小计	22.0	5.5	33.5	19.4	6.1	2.4	11.1
	18~24 岁	44.4	5.8	29.8	16.3	2.2	0.4	1.1
	25~29 岁	33.0	7.9	33.7	21.5	1.7	0.2	2.0
	30~34 岁	34.7	5.7	32.9	19.5	4.2	0.7	2.3
	35~39 岁	23.7	7.2	36.9	22.7	5.8	1.5	2.2
	40~44 岁	23.0	5.9	38.2	23.6	5.3	1.2	2.8
	45~49 岁	19.6	6.8	36.4	24.1	7.0	1.8	4.3
	50~54 岁	19.4	5.8	37.0	20.6	8.1	2.4	6.7
	55~59 岁	18.5	5.2	33.9	20.6	6.5	4.5	10.8
	60~64 岁	16.2	5.2	33.4	16.1	7.4	3.6	18.1
	65~69 岁	16.4	3.5	30.8	14.6	7.0	3.6	24.1
	70~74 岁	17.7	2.2	27.0	12.6	6.8	3.5	30.2
	75~79 岁	16.7	3.9	17.9	11.3	7.4	5.1	37.7
	≥ 80 岁	14.1	2.8	21.2	9.2	4.4	2.5	45.8

附表 7　不同性别、年龄、地区人群平均牙齿留存数目（颗）

		合计		东部		中部		西部	
		均数	标准差	均数	标准差	均数	标准差	均数	标准差
合计	小计	28.42	6.88	29.45	6.69	28.32	6.87	27.02	7.16
	18~24 岁	30.76	2.86	31.19	3.01	30.68	2.70	30.10	2.90
	25~29 岁	30.99	3.20	31.26	3.35	31.11	2.32	30.17	3.93
	30~34 岁	30.60	2.92	31.02	2.94	30.60	2.73	29.79	3.12
	35~39 岁	30.20	3.01	30.65	2.73	30.30	2.98	29.41	3.34
	40~44 岁	29.99	3.62	30.18	3.77	30.01	3.14	29.68	4.03
	45~49 岁	29.24	4.04	29.40	4.32	28.92	3.85	29.55	3.91
	50~54 岁	28.22	4.90	28.48	4.91	27.86	4.89	28.27	4.92
	55~59 岁	26.60	6.64	27.31	6.36	26.34	6.91	26.01	6.65
	60~64 岁	24.38	7.72	25.40	7.38	24.06	7.79	23.85	8.09
	65~69 岁	22.79	8.67	24.53	8.34	23.19	8.61	21.33	9.18
	70~74 岁	19.35	10.22	21.27	10.25	18.70	10.43	18.80	9.90
	75~79 岁	16.62	10.89	19.02	10.81	16.77	10.55	14.77	11.28
	≥ 80 岁	15.57	11.42	18.33	11.38	14.10	11.39	14.86	11.42
男性	小计	28.61	7.00	29.63	6.76	28.56	7.05	27.03	7.28
	18~24 岁	30.61	3.14	30.97	3.54	30.70	2.97	29.78	2.90
	25~29 岁	31.00	2.97	31.53	2.53	31.12	2.51	29.40	4.17
	30~34 岁	30.42	3.31	30.89	3.52	30.65	2.63	29.00	3.76

续表

		合计		东部		中部		西部	
		均数	标准差	均数	标准差	均数	标准差	均数	标准差
	35~39 岁	30.07	3.08	30.66	2.58	30.29	3.19	28.76	3.51
	40~44 岁	30.31	3.58	30.30	4.14	30.19	2.88	30.52	3.74
	45~49 岁	29.62	3.99	29.71	4.36	29.42	3.65	29.79	3.95
	50~54 岁	28.36	4.87	28.80	4.74	27.88	5.07	28.30	4.69
	55~59 岁	26.97	6.76	27.56	6.55	26.98	6.73	26.21	7.13
	60~64 岁	24.46	7.76	25.44	7.33	24.08	8.07	24.07	7.89
	65~69 岁	23.86	8.40	25.04	7.96	23.66	8.61	23.20	8.71
	70~74 岁	19.71	10.43	21.97	10.23	19.45	10.44	18.71	10.58
	75~79 岁	17.40	10.67	18.68	10.61	17.26	10.47	16.62	10.95
	≥ 80 岁	15.45	11.08	18.92	11.21	13.76	11.10	14.33	10.82
女性	小计	28.22	6.78	29.24	6.63	28.08	6.72	27.00	7.08
	18~24 岁	30.91	2.52	31.44	2.28	30.67	2.39	30.39	2.92
	25~29 岁	30.97	3.37	30.98	3.90	31.08	2.16	30.80	3.77
	30~34 岁	30.79	2.59	31.19	2.34	30.55	2.80	30.40	2.63
	35~39 岁	30.34	2.95	30.64	2.83	30.32	2.83	29.99	3.23
	40~44 岁	29.65	3.63	30.06	3.50	29.80	3.29	28.91	4.21
	45~49 岁	28.85	4.07	29.03	4.29	28.47	3.98	29.29	3.89
	50~54 岁	28.06	4.92	28.17	5.00	27.84	4.77	28.23	5.06

续表

		合计		东部		中部		西部	
		均数	标准差	均数	标准差	均数	标准差	均数	标准差
	55~59 岁	26.23	6.56	27.07	6.24	25.63	7.04	25.82	6.27
	60~64 岁	24.30	7.68	25.36	7.41	24.03	7.56	23.58	8.28
	65~69 岁	21.70	8.88	24.02	8.65	22.70	8.61	19.45	9.49
	70~74 岁	19.01	10.03	20.60	10.25	18.02	10.44	18.91	9.23
	75~79 岁	15.92	11.07	19.30	11.01	16.31	10.67	13.13	11.44
	≥ 80 岁	15.65	11.75	17.87	11.58	14.34	11.72	15.22	12.01
城市	小计	28.93	6.26	29.68	6.08	28.39	6.37	28.27	6.34
	18~24 岁	31.03	2.22	31.38	2.11	30.85	1.98	30.58	2.68
	25~29 岁	31.12	2.82	31.28	3.05	31.19	1.90	30.50	3.48
	30~34 岁	30.89	2.65	31.00	2.98	30.48	2.51	31.21	2.29
	35~39 岁	30.41	2.69	30.69	2.85	30.15	2.76	30.25	2.35
	40~44 岁	30.23	3.36	30.32	3.66	29.91	3.16	30.54	3.26
	45~49 岁	29.28	3.49	29.55	3.71	28.92	3.05	29.45	3.83
	50~54 岁	28.25	4.56	28.53	4.51	27.56	4.66	29.01	4.42
	55~59 岁	27.36	5.74	27.69	5.57	26.63	6.05	28.01	5.45
	60~64 岁	25.83	6.89	25.99	6.54	24.89	7.23	26.94	6.93
	65~69 岁	24.13	7.81	24.84	7.61	24.01	7.98	23.39	7.86
	70~74 岁	20.84	9.77	23.29	9.86	20.09	9.93	19.93	9.34

续表

		合计		东部		中部		西部	
		均数	标准差	均数	标准差	均数	标准差	均数	标准差
	75~79 岁	17.16	10.25	20.35	9.37	17.20	10.37	14.77	10.93
	≥ 80 岁	16.89	10.74	20.20	10.16	15.00	11.29	15.80	10.73
农村	小计	27.84	7.56	29.13	7.41	28.23	7.45	26.08	7.84
	18~24 岁	30.46	3.61	30.96	3.76	30.50	3.81	29.67	3.13
	25~29 岁	30.81	3.67	31.24	3.76	31.01	2.82	29.89	4.46
	30~34 岁	30.24	3.26	31.06	2.90	30.76	3.05	28.57	3.93
	35~39 岁	29.96	3.36	30.60	2.56	30.49	3.25	28.68	4.14
	40~44 岁	29.72	3.87	30.01	3.88	30.11	3.11	28.88	4.61
	45~49 岁	29.20	4.54	29.20	4.87	28.92	4.57	29.62	3.97
	50~54 岁	28.17	5.29	28.41	5.42	28.23	5.15	27.79	5.31
	55~59 岁	25.81	7.58	26.77	7.33	25.97	7.80	24.87	7.58
	60~64 岁	23.10	8.48	24.50	8.45	22.94	8.34	22.57	8.64
	65~69 岁	21.56	9.48	24.07	9.29	22.02	9.21	20.34	9.91
	70~74 岁	17.90	10.54	19.03	10.51	16.70	10.98	18.04	10.11
	75~79 岁	16.10	11.51	17.86	12.09	16.25	10.71	14.77	11.66
	≥ 80 岁	14.26	11.93	15.87	12.98	13.02	11.40	14.16	11.49

附表 8　不同性别、年龄、地区人群无牙颌率（%）

		合计				城市				农村			
		小计	东部	中部	西部	小计	东部	中部	西部	小计	东部	中部	西部
合计	小计	2.1	1.1	1.9	3.8	1.5	0.8	1.4	2.7	2.8	1.5	2.4	4.7
	18~24 岁	0.1	0.0	0.3	0.0	0.0	0.0	0.0	0.0	0.2	0.0	0.7	0.0
	25~29 岁	0.3	0.3	0.0	0.6	0.2	0.4	0.0	0.0	0.4	0.3	0.0	1.1
	30~34 岁	0.2	0.3	0.0	0.2	0.3	0.6	0.0	0.0	0.1	0.0	0.0	0.3
	35~39 岁	0.0	0.0	0.1	0.0	0.0	0.0	0.1	0.0	0.0	0.0	0.1	0.0
	40~44 岁	0.6	0.2	0.1	2.0	0.0	0.0	0.1	0.0	1.2	0.4	0.0	3.9
	45~49 岁	0.3	0.4	0.2	0.5	0.3	0.4	0.0	0.6	0.4	0.4	0.4	0.4
	50~54 岁	0.8	0.8	1.1	0.0	1.1	1.0	1.7	0.0	0.4	0.6	0.4	0.0
	55~59 岁	2.3	1.2	2.6	3.3	1.1	0.6	2.1	0.3	3.5	2.0	3.1	5.0
	60~64 岁	5.6	3.3	5.6	7.3	3.0	2.7	3.7	2.2	7.9	4.2	8.1	9.3
	65~69 岁	6.5	4.0	5.6	8.8	4.0	3.7	3.8	4.8	8.7	4.5	8.2	10.6
	70~74 岁	12.2	10.7	11.4	13.6	9.7	9.3	8.3	11.5	14.6	12.3	15.8	15.0
	75~79 岁	18.3	13.5	13.7	25.3	18.0	9.6	11.5	30.6	18.5	17.0	16.5	20.9
	≥ 80 岁	21.5	15.9	22.4	24.1	16.6	8.3	15.1	24.4	26.2	25.9	31.2	23.9
男性	小计	1.9	1.0	1.7	3.6	1.5	0.8	1.4	3.6	2.3	1.3	2.0	3.6
	18~24 岁	0.2	0.0	0.6	0.0	0.0	0.0	0.0	0.0	0.4	0.0	1.2	0.0
	25~29 岁	0.3	0.1	0.0	1.3	0.0	0.0	0.0	0.0	0.7	0.3	0.0	2.0
	30~34 岁	0.4	0.6	0.0	0.4	0.5	1.0	0.0	0.0	0.2	0.1	0.0	0.7
	35~39 岁	0.0	0.0	0.1	0.0	0.1	0.0	0.2	0.0	0.0	0.0	0.0	0.0
	40~44 岁	0.1	0.3	0.0	0.0	0.0	0.0	0.0	0.0	0.2	0.6	0.0	0.0
	45~49 岁	0.3	0.6	0.1	0.0	0.3	0.7	0.0	0.0	0.3	0.5	0.2	0.0

续表

		合计				城市				农村			
		小计	东部	中部	西部	小计	东部	中部	西部	小计	东部	中部	西部
	50~54 岁	1.2	1.3	1.9	0.0	2.2	2.0	3.4	0.0	0.2	0.3	0.3	0.0
	55~59 岁	1.1	0.7	1.5	1.1	0.4	0.4	0.4	0.5	1.8	1.2	2.8	1.5
	60~64 岁	6.0	2.2	6.4	8.2	2.7	1.3	5.6	0.6	8.8	3.5	7.4	11.3
	65~69 岁	4.9	2.5	3.8	7.2	2.1	2.1	2.5	1.6	7.3	3.3	5.6	9.5
	70~74 岁	12.3	10.9	9.2	15.2	8.4	5.6	5.4	13.8	15.8	18.3	13.6	16.1
	75~79 岁	17.6	15.0	13.6	22.7	19.6	10.5	10.3	32.9	15.5	19.1	16.9	11.7
	≥ 80 岁	22.1	14.4	19.6	28.4	24.3	9.7	17.1	39.6	18.9	21.0	24.6	15.2
女性	小计	2.3	1.2	2.0	4.1	1.4	0.9	1.5	2.0	3.4	1.7	2.8	5.8
	18~24 岁	0.0	0.0	0.0	0.0	0.0	0.0	0.0	0.0	0.0	0.0	0.0	0.0
	25~29 岁	0.3	0.6	0.0	0.0	0.4	0.7	0.0	0.0	0.2	0.3	0.0	0.0
	30~34 岁	0.0	0.0	0.0	0.0	0.0	0.0	0.0	0.0	0.0	0.0	0.0	0.0
	35~39 岁	0.0	0.0	0.1	0.0	0.0	0.0	0.0	0.0	0.1	0.0	0.2	0.1
	40~44 岁	1.1	0.1	0.1	3.9	0.1	0.0	0.2	0.0	2.4	0.2	0.0	7.6
	45~49 岁	0.4	0.1	0.3	1.0	0.3	0.0	0.0	1.3	0.5	0.2	0.6	0.8
	50~54 岁	0.3	0.4	0.3	0.0	0.1	0.0	0.2	0.0	0.5	1.0	0.4	0.0
	55~59 岁	3.4	1.7	3.7	5.5	1.8	0.8	3.8	0.1	5.2	2.9	3.5	8.2
	60~64 岁	5.1	4.2	4.9	6.1	3.2	3.9	2.0	4.1	6.9	4.8	9.0	7.0
	65~69 岁	8.1	5.5	7.4	10.3	5.9	5.5	5.0	7.5	10.1	5.4	11.5	11.8
	70~74 岁	12.1	10.6	13.4	11.8	10.9	13.8	10.5	9.5	13.4	7.9	18.5	13.7
	75~79 岁	18.9	12.3	13.8	27.6	16.6	8.8	12.4	27.9	21.1	15.3	16.0	27.5
	≥ 80 岁	21.0	17.1	24.4	21.2	9.1	7.2	12.9	7.8	30.0	29.6	34.0	28.2

附表 9 不同性别、年龄、地区人群义齿修复需要（%）

		合计				城市				农村			
		小计	东部	中部	西部	小计	东部	中部	西部	小计	东部	中部	西部
合计	小计	45.5	43.8	44.5	49.4	41.9	41.7	44.0	39.0	49.6	46.7	45.1	57.1
	18~24 岁	21.3	27.0	13.0	22.1	15.5	22.6	12.7	4.9	27.7	32.3	13.4	37.5
	25~29 岁	25.1	24.5	21.5	31.1	22.5	24.4	19.8	20.4	28.4	24.5	23.7	40.0
	30~34 岁	30.4	29.8	29.9	32.3	25.7	27.5	24.9	22.4	36.3	32.9	36.8	40.9
	35~39 岁	39.6	39.1	38.1	42.1	37.0	37.1	35.9	38.5	42.6	42.0	40.7	45.3
	40~44 岁	40.5	39.7	43.1	38.2	37.8	37.4	45.5	27.1	43.5	42.6	40.5	48.4
	45~49 岁	49.9	51.1	51.9	44.4	49.5	49.5	52.8	41.9	50.5	53.2	50.7	46.3
	50~54 岁	59.5	62.6	57.4	56.7	58.2	61.8	57.0	49.5	61.1	64.0	57.8	61.3
	55~59 岁	67.0	67.8	68.6	63.9	65.1	66.5	65.9	60.9	68.9	69.7	71.8	65.6
	60~64 岁	77.8	78.5	80.0	75.5	74.8	76.4	77.9	67.6	80.4	81.7	82.9	78.7
	65~69 岁	82.4	83.6	83.0	81.1	80.3	84.4	79.7	76.0	84.3	82.3	87.7	83.6
	70~74 岁	89.1	88.2	90.1	88.8	88.1	84.7	88.4	90.1	90.1	92.0	92.6	87.9
	75~79 岁	93.1	93.1	94.6	91.9	92.8	89.5	92.4	95.6	93.4	96.4	97.3	88.9
	≥ 80 岁	92.4	90.5	90.5	94.8	90.1	89.3	86.6	93.4	94.8	92.1	95.2	95.8
男性	小计	44.1	39.9	43.5	51.7	40.5	37.9	44.3	40.6	48.0	42.8	42.7	59.0
	18~24 岁	21.4	23.0	14.1	28.1	15.8	18.4	19.8	1.9	26.8	28.7	8.9	45.0
	25~29 岁	25.4	19.3	24.1	43.6	20.9	18.9	23.5	24.7	30.7	20.0	24.8	53.1
	30~34 岁	30.1	28.1	30.8	34.0	24.4	26.8	24.9	15.3	37.2	30.2	38.5	47.3
	35~39 岁	41.1	38.4	39.9	47.3	39.0	37.6	36.7	45.2	43.5	39.7	42.9	49.2
	40~44 岁	37.6	36.1	39.9	36.7	35.8	34.3	44.1	25.5	39.6	38.4	35.8	46.4
	45~49 岁	46.2	46.6	47.1	43.9	45.2	46.9	44.7	41.4	47.4	46.2	49.8	45.9

续表

		合计				城市				农村			
		小计	东部	中部	西部	小计	东部	中部	西部	小计	东部	中部	西部
	50~54 岁	56.6	58.2	53.2	58.9	52.5	54.5	52.0	47.2	61.0	64.0	54.5	65.2
	55~59 岁	64.7	65.0	67.2	61.1	63.1	64.1	65.4	57.2	66.3	66.2	69.2	63.6
	60~64 岁	74.8	75.8	77.6	72.2	72.4	72.0	78.0	65.3	76.8	81.7	77.0	75.0
	65~69 岁	81.3	82.2	82.4	79.8	78.6	82.9	78.9	71.8	83.6	80.9	86.8	83.1
	70~74 岁	87.6	86.9	88.5	87.4	86.2	81.7	89.5	86.3	89.0	94.1	87.4	88.0
	75~79 岁	92.6	93.6	96.8	88.6	95.2	91.2	96.2	97.0	90.1	95.8	97.3	79.6
	≥ 80 岁	92.1	91.0	92.6	92.4	89.7	86.1	88.9	92.6	95.5	97.8	100.0	92.2
女性	小计	47.0	48.1	45.5	47.2	43.2	46.1	43.7	37.7	51.4	50.8	47.8	55.2
	18~24 岁	21.3	31.6	12.0	16.7	15.1	27.6	6.6	6.9	28.7	36.3	18.8	28.4
	25~29 岁	24.7	29.9	18.8	20.9	23.9	30.2	15.8	18.3	26.0	29.4	22.5	24.2
	30~34 岁	30.8	31.8	29.0	31.0	27.0	28.5	24.9	26.8	35.4	35.8	35.0	35.1
	35~39 岁	38.0	39.9	36.4	37.6	35.0	36.4	35.2	32.6	41.6	44.7	38.1	41.9
	40~44 岁	43.5	43.5	46.6	39.5	39.8	40.8	46.8	28.5	47.8	47.0	46.4	50.2
	45~49 岁	53.8	56.5	56.1	44.8	53.9	52.8	59.7	42.3	53.7	61.0	51.5	46.8
	50~54 岁	62.6	67.1	61.7	54.0	63.6	68.9	61.6	51.7	61.2	64.1	61.9	55.9
	55~59 岁	69.3	70.5	70.1	66.7	67.2	68.6	66.5	65.2	71.6	73.4	75.3	67.4
	60~64 岁	80.8	80.9	82.5	79.3	77.1	80.4	77.8	70.2	84.3	81.8	89.2	83.2
	65~69 岁	83.5	84.9	83.6	82.5	82.0	86.1	80.5	79.5	84.9	83.5	88.8	84.1
	70~74 岁	90.5	89.4	91.5	90.2	89.8	88.3	87.6	93.4	91.2	90.3	98.6	87.7
	75~79 岁	93.5	92.7	92.5	94.9	90.5	87.9	89.4	93.9	96.4	96.9	97.2	95.6
	≥ 80 岁	92.7	90.1	89.0	96.4	90.5	92.0	84.1	94.3	94.4	87.8	93.1	97.5

附表 10 不同性别、年龄、地区人群义齿修复率（%）

		合计				城市				农村			
		小计	东部	中部	西部	小计	东部	中部	西部	小计	东部	中部	西部
合计	小计	47.6	49.1	46.2	47.1	50.7	52.4	50.1	48.0	44.7	45.1	41.6	46.7
	18~24 岁	49.9	49.4	55.7	46.8	61.2	60.6	76.3	10.7	43.1	39.9	34.5	51.0
	25~29 岁	38.4	40.3	37.3	35.9	38.8	46.9	32.3	16.9	38.0	29.3	42.3	43.9
	30~34 岁	41.4	47.9	44.4	27.1	43.2	44.7	54.3	21.4	39.9	51.6	35.1	29.8
	35~39 岁	45.2	47.8	41.6	45.5	45.7	50.5	48.0	34.4	44.6	44.4	35.1	53.8
	40~44 岁	44.0	49.4	39.7	42.3	47.8	53.4	43.6	44.3	40.4	44.7	35.0	41.3
	45~49 岁	43.1	45.8	41.6	40.6	43.8	46.4	42.1	41.3	42.3	45.0	41.0	40.1
	50~54 岁	46.9	50.1	46.3	40.9	49.3	52.9	49.4	34.8	44.1	45.6	42.5	44.1
	55~59 岁	46.8	49.1	44.6	46.6	50.8	51.9	50.5	49.1	42.8	45.1	38.1	45.4
	60~64 岁	48.7	49.5	50.8	46.5	49.5	48.5	49.7	51.0	48.1	50.9	52.2	44.9
	65~69 岁	50.0	50.6	49.8	49.8	51.7	55.1	53.4	44.8	48.6	43.7	45.1	52.0
	70~74 岁	57.8	60.2	51.1	61.7	56.6	60.4	48.8	62.9	58.9	60.1	54.4	60.9
	75~79 岁	61.5	62.9	54.7	66.0	68.2	64.5	59.8	78.5	55.1	61.5	48.8	54.8
	≥ 80 岁	55.9	51.2	61.3	55.3	72.3	63.0	68.6	82.0	40.5	36.3	53.4	36.1
男性	小计	45.5	46.8	44.3	45.2	50.1	52.9	49.3	45.3	41.4	39.1	38.8	45.2
	18~24 岁	59.3	52.4	70.0	63.3	82.1	86.2	78.1	36.6	46.2	25.1	53.2	64.0
	25~29 岁	35.3	38.9	25.2	39.6	33.1	41.3	24.6	21.7	37.2	35.1	25.9	43.8
	30~34 岁	38.3	44.7	43.9	19.1	46.7	44.8	55.9	32.0	31.4	44.5	34.1	16.2
	35~39 岁	37.8	40.1	37.7	34.8	37.5	42.1	47.4	18.2	38.2	37.0	29.9	48.3
	40~44 岁	39.6	48.0	34.7	34.4	45.2	54.1	40.1	35.0	34.2	40.6	28.1	34.1
	45~49 岁	42.9	46.5	43.3	34.7	44.6	49.4	45.1	28.6	41.1	42.3	41.4	38.8

续表

		合计				城市				农村			
		小计	东部	中部	西部	小计	东部	中部	西部	小计	东部	中部	西部
	50~54 岁	44.3	43.4	46.6	42.6	47.9	45.1	51.4	49.3	41.0	41.2	41.8	40.0
	55~59 岁	41.2	44.8	37.1	42.2	46.4	49.5	43.8	45.0	36.2	38.6	30.4	40.6
	60~64 岁	46.2	43.1	49.2	46.1	46.4	41.8	46.6	53.2	46.0	44.9	52.5	43.6
	65~69 岁	46.6	51.9	47.9	42.0	47.9	56.0	52.6	27.3	45.5	44.5	42.5	47.3
	70~74 岁	55.5	60.8	51.3	55.9	56.7	63.4	49.1	59.8	54.5	57.5	53.8	53.7
	75~79 岁	59.3	56.4	51.7	68.4	64.3	62.0	52.9	74.6	54.1	51.5	50.6	60.2
	≥ 80 岁	59.3	57.5	57.1	61.8	76.5	77.2	64.2	85.1	36.3	33.5	44.4	34.0
女性	小计	49.6	51.3	48.0	49.1	51.2	51.9	50.9	50.3	48.0	50.5	44.4	48.4
	18~24 岁	40.2	46.8	38.9	21.7	40.6	40.1	71.6	6.1	39.9	52.8	24.1	26.3
	25~29 岁	41.6	41.3	53.8	29.7	43.4	50.7	44.5	13.7	39.1	24.9	61.7	44.4
	30~34 岁	44.6	51.4	44.9	33.8	39.8	44.6	52.8	17.6	49.0	58.0	36.5	46.2
	35~39 岁	53.5	57.3	45.7	57.3	55.1	62.0	48.4	54.2	51.8	52.2	42.1	59.4
	40~44 岁	48.0	50.6	44.6	49.0	50.1	52.8	46.8	51.4	46.0	48.2	41.7	47.7
	45~49 岁	43.3	45.1	40.3	46.6	43.1	43.0	40.2	53.5	43.5	47.4	40.5	41.5
	50~54 岁	49.4	55.8	45.9	38.7	50.5	58.8	47.8	22.3	47.9	50.4	43.3	50.7
	55~59 岁	52.2	52.9	52.6	50.7	55.0	54.0	57.0	53.2	49.3	51.2	47.1	49.4
	60~64 岁	51.1	54.8	52.3	46.9	52.3	53.8	52.6	48.6	50.2	56.3	51.9	46.3
	65~69 岁	53.4	49.3	51.9	57.4	55.2	54.0	54.2	57.9	51.8	43.0	48.4	57.2
	70~74 岁	59.9	59.7	51.0	67.8	56.5	57.0	48.5	65.5	63.5	62.1	55.1	69.7
	75~79 岁	63.4	68.5	57.7	64.0	72.0	66.8	65.6	83.1	55.8	69.8	46.5	51.5
	≥ 80 岁	53.5	46.2	64.4	51.1	68.3	52.0	73.3	78.7	42.8	38.6	57.6	37.1

附表 11 不同性别、年龄、地区人群义齿完全修复率（%）

		合计				城市				农村			
		小计	东部	中部	西部	小计	东部	中部	西部	小计	东部	中部	西部
合计	小计	21.9	23.1	20.2	22.4	22.2	22.3	23.2	20.5	21.7	24.1	16.6	23.3
	18~24 岁	27.1	28.8	25.7	24.6	23.8	22.0	33.4	5.2	29.2	34.6	17.9	26.8
	25~29 岁	21.6	21.9	21.5	21.2	19.0	19.0	22.2	13.8	24.3	26.7	20.7	24.4
	30~34 岁	21.8	30.7	18.1	10.0	23.3	28.1	18.8	16.4	20.5	33.9	17.5	7.0
	35~39 岁	21.7	25.4	18.3	20.4	21.9	23.5	21.0	20.3	21.5	27.8	15.6	20.4
	40~44 岁	18.8	25.9	13.0	16.6	17.9	26.4	13.5	8.1	19.7	25.4	12.3	21.1
	45~49 岁	16.5	20.1	14.0	13.9	19.1	23.2	16.1	16.2	13.4	16.1	11.3	12.3
	50~54 岁	17.6	19.1	16.1	16.5	20.1	19.8	22.0	16.6	14.6	18.1	9.1	16.5
	55~59 岁	18.7	16.5	20.8	19.0	19.8	16.5	26.4	14.1	17.6	16.6	14.5	21.6
	60~64 岁	20.4	18.0	22.7	20.6	20.2	18.0	24.0	17.7	20.6	18.0	21.0	21.6
	65~69 岁	23.9	21.6	22.2	26.7	22.4	23.9	25.1	16.6	25.2	18.2	18.4	31.1
	70~74 岁	27.8	23.6	27.3	30.5	25.2	22.5	26.7	25.2	30.4	24.7	28.2	34.2
	75~79 岁	31.9	27.6	31.2	35.5	37.4	33.6	36.5	40.9	26.6	22.6	25.2	30.6
	≥ 80 岁	32.8	22.2	37.8	35.7	38.5	26.9	45.3	42.2	27.4	16.3	29.5	31.1
男性	小计	20.7	21.8	18.1	22.2	22.0	22.0	20.9	24.0	19.5	21.5	14.9	21.3
	18~24 岁	25.6	20.3	32.7	29.5	21.5	15.9	30.4	19.9	28.0	23.8	37.6	29.7
	25~29 岁	20.0	25.5	14.4	18.2	19.2	19.3	18.9	19.9	20.7	35.1	9.4	17.7
	30~34 岁	21.7	28.5	18.5	11.8	23.1	27.9	10.7	29.2	20.4	29.3	25.0	7.9
	35~39 岁	17.2	21.5	15.7	12.8	21.2	22.8	25.5	13.4	13.1	19.5	7.8	12.3
	40~44 岁	17.2	27.0	9.2	14.6	17.0	28.4	9.4	7.1	17.4	25.4	9.0	18.1
	45~49 岁	17.7	22.5	14.1	13.7	20.6	26.4	17.1	10.5	14.5	16.9	11.1	15.9

续表

		合计				城市				农村			
		小计	东部	中部	西部	小计	东部	中部	西部	小计	东部	中部	西部
	50~54 岁	17.6	19.6	13.8	19.2	21.7	21.8	19.6	26.7	13.7	16.6	8.0	16.2
	55~59 岁	15.3	15.4	16.5	13.3	16.0	14.0	20.8	10.6	14.6	17.3	12.1	14.8
	60~64 岁	19.1	15.0	19.7	21.5	18.3	15.9	18.4	21.9	19.8	13.9	21.3	21.4
	65~69 岁	20.8	20.9	18.0	22.9	17.8	19.8	22.8	6.8	23.3	22.9	12.6	28.6
	70~74 岁	28.5	24.9	26.9	31.5	27.1	21.8	25.5	33.1	29.7	28.7	28.6	30.6
	75~79 岁	31.1	24.3	25.2	41.4	35.1	27.0	31.4	43.0	26.8	22.0	19.2	39.3
	≥ 80 岁	39.1	26.8	36.4	48.4	54.2	39.2	41.1	73.2	19.0	11.8	28.0	19.0
女性	小计	23.1	24.3	22.2	22.6	22.4	22.5	25.3	17.4	23.8	26.4	18.3	25.6
	18~24 岁	28.7	36.1	17.5	17.1	26.1	27.0	41.1	2.6	30.4	44.1	6.9	21.3
	25~29 岁	23.2	19.4	31.1	26.5	18.7	18.8	27.5	9.6	29.2	20.4	34.1	41.9
	30~34 岁	22.0	33.2	17.7	8.5	23.5	28.4	26.6	11.8	20.5	37.9	8.3	5.9
	35~39 岁	26.8	30.2	21.0	28.8	22.8	24.5	17.1	28.9	30.8	36.5	26.1	28.7
	40~44 岁	20.3	25.0	16.6	18.4	18.8	24.6	17.4	8.8	21.8	25.4	15.7	23.7
	45~49 岁	15.4	17.6	13.9	14.2	17.9	19.6	15.5	21.7	12.5	15.5	11.6	8.6
	50~54 岁	17.6	18.7	18.1	13.0	18.9	18.2	23.7	7.9	15.6	19.7	10.3	16.8
	55~59 岁	22.0	17.5	25.3	24.2	23.4	18.7	31.8	17.7	20.6	15.9	17.2	27.4
	60~64 岁	21.7	20.4	25.5	19.5	21.9	19.6	29.3	13.2	21.5	21.7	20.6	21.8
	65~69 岁	26.9	22.3	26.6	30.4	26.6	28.3	27.2	23.9	27.2	14.4	25.6	33.7
	70~74 岁	27.2	22.4	27.7	29.4	23.4	23.4	27.6	18.6	31.1	21.6	27.7	38.6
	75~79 岁	32.6	30.5	37.3	30.6	39.6	39.7	40.7	38.4	26.5	23.2	32.6	25.5
	≥ 80 岁	28.2	18.5	38.8	27.3	23.2	17.4	50.0	9.0	31.9	20.0	30.3	36.6

附表 12 不同性别、年龄、地区人群不同疾病与口腔健康相关疾病关系的知晓情况（%）

		知晓口腔健康与糖尿病有关系	知晓口腔健康与心血管疾病有关系	知晓口腔健康与呼吸系统疾病有关系	知晓口腔健康与消化系统疾病有关系	知晓口腔健康与骨质疏松有关系	知晓口腔健康与早产和低出生体重有关系	认为口腔健康与全身健康没关系	不知道口腔健康与全身健康是否有关系
合计	小计	11.1	9.2	8.5	18.5	7.9	1.6	8.1	61.8
	18~24 岁	12.5	10.3	11.6	23.5	10.4	2.7	10.2	52.6
	25~29 岁	13.6	10.5	11.9	24.4	9.7	1.4	8.7	53.0
	30~34 岁	13.5	8.9	7.8	22.7	10.5	2.7	6.9	56.6
	35~39 岁	10.9	8.4	9.3	20.0	7.8	1.6	7.6	60.7
	40~44 岁	11.6	9.3	8.0	17.2	7.4	1.5	7.1	63.3
	45~49 岁	9.6	9.6	7.4	15.8	6.9	1.3	7.5	66.3
	50~54 岁	10.8	10.7	7.3	17.8	6.8	1.2	8.3	63.5
	55~59 岁	10.3	9.1	6.7	13.4	5.9	0.8	7.5	68.3
	60~64 岁	9.7	7.6	5.1	11.8	5.1	0.9	8.7	70.5
	65~69 岁	7.8	6.8	4.5	12.0	4.1	0.6	8.4	71.9
	70~74 岁	9.0	7.3	4.8	11.4	4.6	0.7	6.1	74.4
	75~79 岁	4.7	4.7	4.2	8.0	4.1	0.5	6.3	80.1
	≥ 80 岁	5.8	3.5	2.9	7.3	3.3	0.3	5.5	81.7
男性	小计	10.3	8.7	8.9	18.3	7.3	1.5	8.3	62.3
	18~24 岁	11.5	8.7	10.9	21.6	8.5	1.9	11.6	54.9
	25~29 岁	14.0	9.8	13.7	22.4	8.4	1.5	7.4	56.0
	30~34 岁	12.0	7.4	7.4	20.7	9.2	2.4	6.4	59.3
	35~39 岁	7.4	8.5	10.4	20.9	6.9	1.5	8.8	60.2

续表

		知晓口腔健康与糖尿病有关系	知晓口腔健康与心血管疾病有关系	知晓口腔健康与呼吸系统疾病有关系	知晓口腔健康与消化系统疾病有关系	知晓口腔健康与骨质疏松有关系	知晓口腔健康与早产和低出生体重有关系	认为口腔健康与全身健康没关系	不知道口腔健康与全身健康是否有关系
	40~44 岁	11.3	9.6	8.0	17.9	7.7	1.6	6.5	63.7
	45~49 岁	9.2	10.2	9.6	17.6	7.4	1.5	6.8	65.0
	50~54 岁	10.0	9.4	8.5	16.8	7.0	1.0	8.4	64.8
	55~59 岁	9.8	10.2	6.9	13.8	6.7	0.8	8.0	67.0
	60~64 岁	9.3	7.3	5.5	13.2	5.0	0.9	9.4	69.0
	65~69 岁	8.3	7.3	4.8	11.8	3.7	0.8	9.4	70.5
	70~74 岁	8.8	5.5	5.0	13.6	5.1	0.8	5.9	74.2
	75~79 岁	5.5	4.8	3.9	10.4	3.9	0.1	6.4	78.6
	≥ 80 岁	5.8	4.0	3.6	6.4	2.9	0.6	2.9	84.5
女性	小计	12.0	9.6	8.0	18.7	8.5	1.8	7.9	61.1
	18~24 岁	13.6	12.0	12.4	25.4	12.4	3.4	8.8	50.2
	25~29 岁	13.2	11.3	10.2	26.4	11.0	1.4	10.0	50.0
	30~34 岁	15.0	10.4	8.2	24.8	12.0	2.9	7.3	53.9
	35~39 岁	14.5	8.4	8.3	19.1	8.8	1.8	6.5	61.3
	40~44 岁	11.9	9.0	8.1	16.6	7.1	1.5	7.7	62.9
	45~49 岁	10.0	8.9	5.0	13.9	6.4	1.2	8.2	67.6
	50~54 岁	11.6	12.1	6.1	18.9	6.6	1.3	8.1	62.1
	55~59 岁	10.8	7.9	6.5	13.0	5.2	0.8	7.0	69.6
	60~64 岁	10.1	8.0	4.6	10.4	5.1	1.0	8.0	72.1
	65~69 岁	7.3	6.3	4.3	12.3	4.5	0.4	7.3	73.3

续表

		知晓口腔健康与糖尿病有关系	知晓口腔健康与心血管疾病有关系	知晓口腔健康与呼吸系统疾病有关系	知晓口腔健康与消化系统疾病有关系	知晓口腔健康与骨质疏松有关系	知晓口腔健康与早产和低出生体重有关系	认为口腔健康与全身健康没关系	不知道口腔健康与全身健康是否有关系
	70~74 岁	9.3	9.1	4.6	9.3	4.2	0.6	6.3	74.5
	75~79 岁	3.9	4.6	4.5	5.9	4.3	0.9	6.2	81.6
	≥ 80 岁	5.8	3.2	2.4	8.1	3.7	0.1	7.3	79.6
城市	小计	14.3	12.5	10.9	23.1	11.8	2.3	8.6	53.8
	18~24 岁	15.4	13.8	14.0	28.8	16.5	3.6	12.0	44.3
	25~29 岁	17.6	14.3	14.2	28.8	14.1	2.4	8.2	45.5
	30~34 岁	16.2	11.4	9.7	27.0	14.6	3.4	8.5	48.4
	35~39 岁	12.7	11.0	12.6	23.8	11.5	2.4	7.1	54.5
	40~44 岁	13.8	12.1	9.5	20.3	10.4	2.4	7.8	56.0
	45~49 岁	11.7	13.0	8.2	18.6	9.2	1.6	8.0	60.7
	50~54 岁	14.2	15.1	9.9	22.7	9.5	1.6	8.3	55.2
	55~59 岁	15.2	12.0	10.2	18.1	9.4	0.9	7.6	59.0
	60~64 岁	15.7	12.3	8.6	17.7	8.3	1.5	7.7	59.7
	65~69 岁	11.0	10.4	7.3	18.4	7.1	1.2	7.0	64.1
	70~74 岁	13.1	11.0	7.8	16.4	6.7	0.9	6.9	66.2
	75~79 岁	8.1	8.1	6.9	13.8	6.9	1.0	6.1	71.6
	≥ 80 岁	9.5	6.5	4.5	12.0	5.9	0.6	5.8	74.0
农村	小计	7.6	5.4	5.8	13.4	3.5	0.9	7.6	70.6
	18~24 岁	9.4	6.5	9.0	17.7	3.8	1.6	8.3	61.5
	25~29 岁	8.5	5.6	8.9	18.6	3.9	0.2	9.3	62.8

续表

		知晓口腔健康与糖尿病有关系	知晓口腔健康与心血管疾病有关系	知晓口腔健康与呼吸系统疾病有关系	知晓口腔健康与消化系统疾病有关系	知晓口腔健康与骨质疏松有关系	知晓口腔健康与早产和低出生体重有关系	认为口腔健康与全身健康没关系	不知道口腔健康与全身健康是否有关系
	30~34 岁	10.1	5.7	5.4	17.4	5.5	1.8	4.8	66.9
	35~39 岁	8.8	5.4	5.5	15.6	3.5	0.7	8.3	68.0
	40~44 岁	9.2	6.2	6.4	13.9	4.0	0.6	6.3	71.4
	45~49 岁	7.2	5.7	6.4	12.5	4.2	1.0	6.9	72.8
	50~54 岁	6.7	5.3	4.1	11.9	3.5	0.6	8.2	73.7
	55~59 岁	5.2	5.9	3.0	8.5	2.3	0.7	7.5	78.0
	60~64 岁	4.4	3.5	2.0	6.6	2.2	0.4	9.6	80.1
	65~69 岁	4.9	3.5	2.0	6.1	1.3	0.1	9.6	79.1
	70~74 岁	5.1	3.7	1.8	6.5	2.6	0.6	5.2	82.4
	75~79 岁	1.3	1.5	1.6	2.6	1.4	0.0	6.4	88.3
	≥ 80 岁	2.1	0.6	1.3	2.8	0.8	0.0	5.2	89.2
东部	小计	11.5	10.7	9.6	21.9	9.0	2.0	7.5	59.7
	18~24 岁	10.5	12.2	9.8	23.4	11.3	3.4	11.8	53.0
	25~29 岁	14.9	10.6	13.3	25.7	10.0	1.0	8.6	51.8
	30~34 岁	14.7	10.0	9.4	26.4	11.2	3.1	7.4	52.6
	35~39 岁	9.5	9.1	13.5	25.0	7.7	2.0	6.5	58.6
	40~44 岁	11.9	10.9	7.9	19.9	9.0	2.5	5.5	62.0
	45~49 岁	9.7	10.2	7.8	18.0	7.7	1.4	5.6	67.9
	50~54 岁	11.1	12.3	8.5	23.0	7.2	1.5	6.3	62.0
	55~59 岁	11.4	11.0	8.7	16.3	6.6	0.5	4.6	69.7

续表

		知晓口腔健康与糖尿病有关系	知晓口腔健康与心血管疾病有关系	知晓口腔健康与呼吸系统疾病有关系	知晓口腔健康与消化系统疾病有关系	知晓口腔健康与骨质疏松有关系	知晓口腔健康与早产和低出生体重有关系	认为口腔健康与全身健康没关系	不知道口腔健康与全身健康是否有关系
	60~64 岁	11.3	8.5	5.9	14.0	7.9	0.6	5.9	70.2
	65~69 岁	11.3	10.6	7.1	18.1	6.6	1.1	6.0	66.7
	70~74 岁	10.1	9.7	7.2	21.3	7.7	0.4	2.0	70.7
	75~79 岁	6.9	7.0	3.8	10.6	4.5	0.4	4.5	81.0
	≥ 80 岁	11.4	7.2	7.1	14.9	4.6	0.9	3.3	75.5
中部	小计	11.8	9.9	8.4	18.6	8.9	1.4	9.3	58.4
	18~24 岁	14.1	8.8	11.3	23.1	11.9	1.5	8.8	51.4
	25~29 岁	13.4	13.9	12.6	25.7	10.3	1.8	8.6	49.8
	30~34 岁	10.4	9.6	7.7	23.1	11.6	2.7	5.7	58.3
	35~39 岁	11.8	10.3	7.3	19.0	10.9	1.9	10.9	55.3
	40~44 岁	11.4	10.0	9.0	18.4	7.7	0.6	7.3	61.4
	45~49 岁	11.4	10.9	7.2	15.4	7.4	1.4	10.1	61.6
	50~54 岁	11.9	11.8	7.8	15.3	8.1	0.7	10.8	60.1
	55~59 岁	11.9	9.7	7.4	14.7	8.2	1.3	10.5	61.1
	60~64 岁	11.1	10.5	5.8	15.3	5.2	1.1	10.0	62.8
	65~69 岁	7.9	7.4	4.9	14.6	4.4	0.8	12.8	64.4
	70~74 岁	11.6	8.7	5.0	10.9	5.3	0.8	12.0	63.4
	75~79 岁	4.8	4.7	4.4	8.1	4.0	0.9	8.3	76.4
	≥ 80 岁	5.0	2.7	2.4	7.8	3.2	0.0	7.4	77.5
西部	小计	9.9	5.9	6.9	13.4	4.8	1.4	7.7	68.9

续表

	知晓口腔健康与糖尿病有关系	知晓口腔健康与心血管疾病有关系	知晓口腔健康与呼吸系统疾病有关系	知晓口腔健康与消化系统疾病有关系	知晓口腔健康与骨质疏松有关系	知晓口腔健康与早产和低出生体重有关系	认为口腔健康与全身健康没关系	不知道口腔健康与全身健康是否有关系
18~24 岁	14.0	9.1	15.4	24.1	7.0	2.9	9.3	53.3
25~29 岁	11.0	5.9	8.0	19.7	8.1	2.2	8.8	60.1
30~34 岁	14.7	6.0	4.8	15.1	8.1	1.7	7.2	62.5
35~39 岁	11.9	5.1	5.7	14.1	4.4	0.6	5.4	70.5
40~44 岁	11.4	6.0	7.0	11.6	4.6	1.4	9.3	67.7
45~49 岁	6.2	6.1	6.8	12.3	4.5	1.2	6.4	71.8
50~54 岁	8.4	5.5	3.9	11.3	3.7	1.3	8.1	72.5
55~59 岁	7.0	5.7	3.3	7.8	2.3	0.5	7.6	75.4
60~64 岁	7.5	4.9	3.9	7.6	2.9	1.0	9.9	76.5
65~69 岁	5.4	3.8	2.5	6.1	2.2	0.2	6.7	80.8
70~74 岁	6.4	4.8	3.3	6.3	2.4	0.9	3.7	85.1
75~79 岁	2.9	3.2	4.3	6.1	3.8	0.2	5.9	82.6
≥ 80 岁	3.0	1.8	0.7	2.6	2.7	0.1	5.6	87.8

附表 13　不同性别、年龄、城乡人群口腔健康自我评价构成（%）

		合计			城市			农村		
		好	一般	差	好	一般	差	好	一般	差
合计	小计	31.3	55.8	12.9	31.9	55.1	13.0	30.7	56.7	12.7
	18~24 岁	45.7	48.2	6.0	46.6	46.6	6.8	44.8	50.0	5.2
	25~29 岁	39.4	51.9	8.7	38.3	52.6	9.1	40.9	50.9	8.2
	30~34 岁	37.7	53.1	9.1	35.6	56.2	8.3	40.4	49.3	10.2
	35~39 岁	31.9	55.4	12.7	34.6	53.1	12.3	28.8	58.0	13.1
	40~44 岁	31.9	56.9	11.2	31.2	57.4	11.4	32.7	56.3	11.0
	45~49 岁	28.5	56.8	14.7	28.0	56.0	16.0	29.1	57.8	13.1
	50~54 岁	23.5	59.6	16.9	23.2	60.9	15.9	23.9	58.1	18.0
	55~59 岁	19.8	62.2	18.1	21.5	60.8	17.7	17.9	63.6	18.5
	60~64 岁	17.0	64.1	18.9	17.9	61.9	20.2	16.2	66.1	17.7
	65~69 岁	17.5	62.8	19.7	17.8	58.7	23.5	17.2	66.6	16.3
	70~74 岁	13.8	63.9	22.3	16.8	57.2	26.0	10.8	70.5	18.7
	75~79 岁	10.3	65.2	24.5	11.0	67.2	21.8	9.7	63.3	27.1
	≥ 80 岁	8.6	60.8	30.6	9.7	62.3	28.1	7.5	59.4	33.2
男性	小计	32.8	54.9	12.4	33.3	54.3	12.3	32.2	55.4	12.4
	18~24 岁	46.0	48.1	6.0	49.3	43.6	7.1	42.7	52.4	5.0
	25~29 岁	39.0	52.3	8.6	37.7	54.1	8.1	40.6	50.2	9.2
	30~34 岁	40.4	50.7	8.9	34.2	56.9	8.9	48.1	43.0	8.9
	35~39 岁	31.5	55.1	13.5	33.6	53.7	12.7	29.0	56.6	14.4
	40~44 岁	34.8	54.3	10.9	33.9	55.1	11.0	35.9	53.4	10.7
	45~49 岁	30.3	57.4	12.3	30.3	57.9	11.8	30.4	56.7	12.8

续表

		合计			城市			农村		
		好	一般	差	好	一般	差	好	一般	差
	50~54 岁	27.7	55.5	16.9	28.2	55.7	16.2	27.1	55.3	17.6
	55~59 岁	21.1	60.6	18.4	22.6	60.2	17.2	19.5	60.9	19.6
	60~64 岁	20.0	62.0	18.0	20.8	59.2	20.0	19.3	64.4	16.3
	65~69 岁	17.8	62.9	19.2	19.4	58.1	22.5	16.5	67.2	16.3
	70~74 岁	15.7	64.7	19.7	19.8	57.3	22.9	12.0	71.3	16.8
	75~79 岁	9.8	64.5	25.7	10.2	68.0	21.8	9.3	61.0	29.6
	≥ 80 岁	10.0	65.3	24.7	9.9	71.0	19.0	10.2	57.2	32.6
女性	小计	29.8	56.8	13.4	30.5	55.8	13.7	29.1	58.0	13.0
	18~24 岁	45.5	48.4	6.1	44.0	49.4	6.6	47.2	47.2	5.5
	25~29 岁	39.8	51.4	8.8	38.8	51.2	10.0	41.2	51.7	7.1
	30~34 岁	35.0	55.6	9.4	37.0	55.4	7.6	32.6	55.8	11.6
	35~39 岁	32.4	55.7	11.9	35.6	52.5	11.9	28.7	59.5	11.8
	40~44 岁	28.9	59.6	11.5	28.5	59.7	11.7	29.3	59.5	11.2
	45~49 岁	26.6	56.2	17.2	25.7	53.9	20.4	27.6	58.9	13.5
	50~54 岁	19.1	64.0	16.9	18.5	65.9	15.7	20.0	61.5	18.5
	55~59 岁	18.4	63.8	17.8	20.4	61.4	18.1	16.2	66.4	17.4
	60~64 岁	14.0	66.3	19.7	15.2	64.5	20.3	12.8	68.0	19.1
	65~69 岁	17.1	62.6	20.3	16.3	59.3	24.4	17.9	65.9	16.2
	70~74 岁	12.0	63.1	24.9	14.1	57.1	28.8	9.6	69.6	20.8
	75~79 岁	10.8	65.8	23.4	11.7	66.5	21.8	9.9	65.2	24.9
	≥ 80 岁	7.5	57.5	35.0	9.4	53.6	37.0	6.1	60.5	33.4

附表 14 不同性别、年龄、地区人群口腔健康自我评价构成（%）

		合计			东部			中部			西部		
		好	一般	差	好	一般	差	好	一般	差	好	一般	差
合计	小计	31.3	55.8	12.9	35.8	52.0	12.1	29.6	55.6	14.8	26.7	61.7	11.6
	18~24 岁	45.7	48.2	6.0	53.5	39.5	6.9	43.7	50.8	5.5	34.5	60.3	5.2
	25~29 岁	39.4	51.9	8.7	43.8	49.1	7.2	32.3	56.8	10.9	38.6	52.0	9.5
	30~34 岁	37.7	53.1	9.1	37.0	53.0	9.9	33.4	57.7	8.8	43.9	48.1	8.0
	35~39 岁	31.9	55.4	12.7	35.6	51.1	13.3	29.6	55.8	14.5	29.4	61.1	9.6
	40~44 岁	31.9	56.9	11.2	33.0	54.6	12.4	32.8	55.7	11.5	29.0	62.0	9.0
	45~49 岁	28.5	56.8	14.7	31.1	57.5	11.4	25.0	55.4	19.5	29.8	58.0	12.1
	50~54 岁	23.5	59.6	16.9	24.6	59.4	16.0	23.5	58.0	18.5	21.1	63.1	15.8
	55~59 岁	19.8	62.2	18.1	22.2	62.1	15.7	20.3	57.7	22.0	15.9	67.7	16.4
	60~64 岁	17.0	64.1	18.9	17.0	61.6	21.4	16.8	60.6	22.6	17.1	68.8	14.1
	65~69 岁	17.5	62.8	19.7	17.5	60.7	21.7	19.2	56.1	24.8	16.2	69.0	14.8
	70~74 岁	13.8	63.9	22.3	11.7	60.3	28.1	15.0	57.4	27.6	14.1	71.0	14.9
	75~79 岁	10.3	65.2	24.5	9.5	65.0	25.4	18.1	59.6	22.2	4.6	69.7	25.6
	≥ 80 岁	8.6	60.8	30.6	11.0	59.7	29.3	9.8	50.7	39.5	6.4	67.6	25.9
男性	小计	32.8	54.9	12.4	38.1	50.5	11.4	31.0	55.0	13.9	26.5	61.7	11.9
	18~24 岁	46.0	48.1	6.0	53.7	39.2	7.1	45.1	50.5	4.5	31.6	62.5	5.9
	25~29 岁	39.0	52.3	8.6	44.6	49.8	5.6	34.0	54.6	11.4	31.7	55.8	12.6
	30~34 岁	40.4	50.7	8.9	41.1	50.2	8.7	31.9	60.3	7.8	49.7	39.5	10.8
	35~39 岁	31.5	55.1	13.5	35.3	52.4	12.4	28.2	55.9	15.9	28.9	58.7	12.3
	40~44 岁	34.8	54.3	10.9	35.9	52.1	12.0	37.8	51.6	10.6	28.7	61.8	9.4
	45~49 岁	30.3	57.4	12.3	32.3	57.2	10.5	27.4	55.9	16.7	31.3	60.3	8.4

续表

		合计			东部			中部			西部		
		好	一般	差	好	一般	差	好	一般	差	好	一般	差
	50~54 岁	27.7	55.5	16.9	31.0	52.3	16.6	26.4	55.9	17.7	23.1	60.8	16.1
	55~59 岁	21.1	60.6	18.4	26.7	56.7	16.6	20.5	59.3	20.2	14.6	67.2	18.2
	60~64 岁	20.0	62.0	18.0	21.0	58.2	20.8	17.6	60.0	22.4	20.9	65.9	13.1
	65~69 岁	17.8	62.9	19.2	19.6	59.9	20.5	18.7	54.9	26.4	16.0	70.9	13.1
	70~74 岁	15.7	64.7	19.7	12.0	61.9	26.1	15.4	58.6	26.0	17.8	70.5	11.7
	75~79 岁	9.8	64.5	25.7	6.9	68.1	25.0	20.0	53.8	26.2	3.4	70.8	25.9
	≥ 80 岁	10.0	65.3	24.7	7.6	65.7	26.7	10.9	59.7	29.4	11.0	68.6	20.4
女性	小计	29.8	56.8	13.4	33.4	53.7	12.9	28.1	56.1	15.7	26.9	61.8	11.3
	18~24 岁	45.5	48.4	6.1	53.4	39.9	6.7	42.4	51.1	6.5	37.0	58.3	4.6
	25~29 岁	39.8	51.4	8.8	43.0	48.3	8.8	30.4	59.2	10.4	44.1	48.9	7.0
	30~34 岁	35.0	55.6	9.4	32.1	56.5	11.5	35.0	55.2	9.8	39.4	54.7	5.9
	35~39 岁	32.4	55.7	11.9	36.0	49.5	14.5	31.0	55.8	13.2	29.8	63.1	7.1
	40~44 岁	28.9	59.6	11.5	30.1	57.2	12.7	27.2	60.3	12.5	29.3	62.1	8.6
	45~49 岁	26.6	56.2	17.2	29.7	57.9	12.4	23.0	55.0	22.0	28.3	55.7	16.0
	50~54 岁	19.1	64.0	16.9	18.1	66.5	15.4	20.6	60.0	19.4	18.6	65.8	15.6
	55~59 岁	18.4	63.8	17.8	17.8	67.4	14.8	20.1	56.0	23.9	17.3	68.2	14.5
	60~64 岁	14.0	66.3	19.7	13.6	64.5	21.9	16.0	61.2	22.8	12.7	72.1	15.3
	65~69 岁	17.1	62.6	20.3	15.5	61.5	23.0	19.7	57.3	23.0	16.4	67.1	16.5
	70~74 岁	12.0	63.1	24.9	11.4	58.7	29.9	14.6	56.2	29.1	10.0	71.6	18.4
	75~79 岁	10.8	65.8	23.4	11.7	62.5	25.8	16.4	65.2	18.5	5.8	68.8	25.4
	≥ 80 岁	7.5	57.5	35.0	13.7	54.9	31.3	9.0	44.3	46.7	3.3	67.0	29.7

附表 15　不同性别、年龄、地区人群刷牙率（%）

		合计				城市				农村			
		合计	东部	中部	西部	合计	东部	中部	西部	合计	东部	中部	西部
合计	小计	93.7	92.9	94.4	94.1	97.0	95.8	97.4	98.7	90.0	88.8	90.8	90.6
	18~24 岁	98.7	98.2	98.2	100.0	99.0	98.1	99.6	100.0	98.3	98.4	96.7	99.9
	25~29 岁	97.6	96.5	97.7	99.9	99.0	98.7	98.9	100.0	95.7	92.8	96.3	99.9
	30~34 岁	96.7	96.7	96.9	96.6	98.9	99.2	98.5	98.7	94.1	93.2	94.7	94.7
	35~39 岁	96.3	93.8	97.0	99.1	98.8	98.5	98.2	100.0	93.4	87.0	95.6	98.3
	40~44 岁	95.3	92.5	96.9	97.4	97.2	94.6	98.8	99.6	93.1	89.6	94.8	95.3
	45~49 岁	93.8	91.1	95.1	96.2	96.8	94.0	98.9	99.0	90.2	87.3	90.5	94.0
	50~54 岁	92.8	90.0	93.4	97.7	96.1	94.4	97.2	99.2	88.8	82.6	88.8	96.7
	55~59 岁	89.1	87.4	90.2	89.8	94.3	91.9	95.1	98.0	83.5	81.0	84.2	85.1
	60~64 岁	85.3	81.9	88.0	85.9	92.5	87.3	95.4	96.2	79.0	73.7	78.1	81.7
	65~69 岁	85.8	83.6	90.2	84.1	94.1	90.5	95.2	96.9	78.2	73.5	83.2	78.0
	70~74 岁	83.2	87.4	82.9	81.2	94.0	94.6	92.0	96.0	72.6	79.4	69.9	71.2
	75~79 岁	77.0	72.8	78.6	78.8	87.4	81.3	84.6	94.5	67.2	65.3	71.2	65.8
	≥ 80 岁	79.1	76.8	72.7	84.4	89.8	90.8	83.0	94.5	68.5	58.5	60.5	76.9
男性	小计	92.0	91.0	92.8	92.7	95.9	94.7	96.2	98.1	88.0	85.8	89.2	89.2
	18~24 岁	97.6	97.0	96.7	100.0	98.0	96.5	99.4	100.0	97.1	97.6	94.1	99.9
	25~29 岁	96.0	94.3	96.5	99.9	98.0	97.4	98.5	99.9	93.6	89.2	94.1	99.9
	30~34 岁	94.9	94.8	97.0	92.3	98.0	98.5	97.9	96.5	90.9	88.9	95.9	89.3
	35~39 岁	94.5	91.1	96.1	98.4	97.7	97.5	96.2	100.0	90.8	81.2	96.0	97.0
	40~44 岁	93.3	89.8	95.4	95.8	95.7	91.9	98.0	99.6	90.7	87.0	92.8	92.6
	45~49 岁	91.9	90.4	92.9	93.3	96.4	94.7	98.0	98.0	86.7	84.2	87.1	89.7

续表

		合计				城市				农村			
		合计	东部	中部	西部	合计	东部	中部	西部	合计	东部	中部	西部
	50~54 岁	90.8	86.9	91.4	97.1	95.1	93.1	96.2	99.3	86.1	77.0	86.4	96.0
	55~59 岁	85.9	84.4	86.8	86.7	91.7	89.4	91.4	96.3	80.2	77.8	81.9	80.5
	60~64 岁	84.4	77.0	85.7	88.2	89.9	83.7	92.7	94.9	79.7	67.1	76.9	85.6
	65~69 岁	85.5	85.5	89.1	82.9	95.0	91.7	96.4	97.8	77.2	74.9	80.1	76.6
	70~74 岁	78.4	84.9	81.7	72.6	92.5	92.4	91.5	93.7	65.8	74.4	70.4	60.3
	75~79 岁	79.0	66.6	76.9	89.3	86.2	77.9	77.9	98.0	71.8	56.1	76.0	80.0
	≥ 80 岁	74.8	78.7	66.2	77.6	88.9	95.5	79.2	92.1	54.7	55.9	40.2	60.5
女性	小计	95.4	94.9	95.9	95.4	98.1	97.1	98.4	99.2	92.2	91.9	92.6	92.1
	18~24 岁	99.8	99.7	99.8	100.0	99.9	100.0	99.8	100.0	99.7	99.4	99.9	99.9
	25~29 岁	99.1	98.8	98.9	100.0	99.8	100.0	99.2	100.0	98.1	96.7	98.6	99.9
	30~34 岁	98.6	99.0	96.8	99.8	99.7	100.0	99.0	100.0	97.3	97.7	93.4	99.7
	35~39 岁	98.2	97.4	97.9	99.7	99.9	100.0	99.8	100.0	96.2	93.8	95.2	99.4
	40~44 岁	97.4	95.3	98.6	98.7	98.8	97.7	99.6	99.6	95.6	92.3	97.3	97.9
	45~49 岁	95.7	92.0	97.1	99.2	97.2	93.0	99.6	99.9	93.9	90.8	93.7	98.6
	50~54 岁	95.0	93.1	95.4	98.3	97.0	95.6	98.1	99.1	92.1	88.7	91.7	97.7
	55~59 岁	92.3	90.3	93.8	93.0	97.0	94.3	98.7	100.0	87.1	84.4	87.0	89.4
	60~64 岁	86.3	86.1	90.3	83.1	94.9	90.4	98.0	97.7	78.2	79.6	79.4	76.9
	65~69 岁	86.1	81.7	91.5	85.3	93.1	89.3	94.1	96.1	79.3	72.3	87.1	79.5
	70~74 岁	88.0	89.7	84.0	90.5	95.4	97.2	92.3	98.2	80.1	83.1	69.2	84.5
	75~79 岁	75.2	78.0	80.1	69.5	88.5	84.3	89.8	90.5	63.1	72.7	65.4	55.5
	≥ 80 岁	82.2	75.3	77.4	89.0	90.7	87.0	87.0	97.1	75.8	60.4	69.3	84.7

附表 16　不同性别、年龄、地区人群早晚刷牙率（%）

		合计				城市				农村			
		合计	东部	中部	西部	合计	东部	中部	西部	合计	东部	中部	西部
合计	小计	43.4	44.7	39.2	46.6	55.7	57.1	47.0	66.4	29.7	27.6	29.9	31.8
	18~24 岁	56.6	53.5	52.5	67.2	66.2	66.9	55.3	80.4	46.2	37.5	49.4	55.5
	25~29 岁	53.9	54.3	48.6	59.9	65.1	67.7	52.6	76.0	39.4	31.9	43.9	46.5
	30~34 岁	52.1	51.4	46.1	60.1	63.0	61.9	54.5	77.2	38.6	36.5	34.5	45.2
	35~39 岁	49.6	50.1	47.3	51.5	60.4	64.6	56.1	58.7	36.9	29.2	37.2	45.2
	40~44 岁	41.6	42.8	35.8	47.7	56.5	56.0	49.9	67.5	24.8	25.4	20.4	29.6
	45~49 岁	37.4	36.2	35.3	43.6	49.8	47.7	44.9	65.5	23.2	20.8	23.4	26.2
	50~54 岁	34.4	35.9	31.3	36.6	46.3	46.4	40.9	58.9	19.9	18.3	19.7	22.2
	55~59 岁	28.4	29.4	24.8	31.7	41.3	39.0	35.1	57.9	14.9	15.7	12.1	16.6
	60~64 岁	27.3	30.3	26.9	25.3	44.2	41.5	37.0	59.0	12.4	13.4	13.3	11.5
	65~69 岁	26.7	31.2	22.7	26.5	39.3	40.4	28.1	52.6	15.1	17.8	14.9	14.1
	70~74 岁	29.9	36.4	25.8	29.6	43.3	50.0	33.1	50.1	16.9	21.4	15.2	15.8
	75~79 岁	28.9	28.4	26.9	30.9	48.2	47.7	35.3	60.8	10.6	11.6	16.8	5.8
	≥ 80 岁	27.3	25.8	19.8	32.7	36.3	39.3	28.2	40.4	18.4	8.2	9.7	27.1
男性	小计	37.9	40.1	32.6	41.0	48.9	51.5	39.4	58.1	26.1	23.7	25.3	29.7
	18~24 岁	49.3	46.4	46.9	58.5	58.5	58.3	56.1	63.1	40.5	31.8	38.4	55.5
	25~29 岁	46.3	49.7	38.4	49.3	55.0	63.7	36.9	56.3	35.9	26.7	40.2	45.7
	30~34 岁	42.2	42.0	36.1	50.8	52.5	52.3	42.6	70.9	29.3	25.7	27.8	36.5
	35~39 岁	43.2	43.8	38.7	47.9	51.9	55.4	46.3	51.2	33.1	25.7	31.4	44.8
	40~44 岁	36.2	38.7	28.6	43.5	49.2	49.4	39.5	64.4	22.0	24.0	17.9	25.4
	45~49 岁	34.3	35.8	30.7	37.4	46.2	48.1	37.1	60.1	20.5	18.2	23.2	19.9

续表

		合计				城市				农村			
		合计	东部	中部	西部	合计	东部	中部	西部	合计	东部	中部	西部
	50~54 岁	31.8	35.3	28.2	30.8	42.7	47.2	33.6	48.9	19.9	16.2	22.4	21.0
	55~59 岁	23.0	24.4	18.0	27.7	34.9	33.0	25.4	54.6	10.9	12.7	10.0	10.3
	60~64 岁	22.6	25.3	21.4	21.7	36.1	33.2	30.0	48.5	11.4	13.4	10.6	11.0
	65~69 岁	25.2	31.5	15.8	27.9	37.9	39.3	20.2	60.0	14.2	18.1	10.5	14.5
	70~74 岁	25.3	34.7	18.6	25.3	40.3	47.6	26.8	48.4	11.9	16.3	9.2	11.9
	75~79 岁	27.9	25.2	19.0	37.2	46.6	41.0	27.1	65.4	9.4	10.6	11.2	7.0
	≥ 80 岁	29.4	22.7	21.6	38.4	37.2	33.7	28.7	46.0	18.3	7.9	7.5	29.3
女性	小计	49.1	49.8	45.9	51.9	62.4	63.4	54.0	73.2	33.5	31.8	35.0	34.0
	18~24 岁	64.1	61.8	58.0	75.1	73.4	77.2	54.5	91.6	52.8	43.8	62.4	55.5
	25~29 岁	61.5	59.1	59.7	68.5	74.5	72.0	69.7	85.9	43.2	37.5	48.0	47.4
	30~34 岁	62.3	62.9	56.4	67.2	73.9	75.1	66.0	81.2	48.1	47.9	42.0	53.0
	35~39 岁	56.3	58.1	55.7	54.7	69.1	76.8	63.9	65.3	40.9	33.2	44.1	45.5
	40~44 岁	47.2	47.1	43.8	51.5	63.9	63.2	60.3	70.1	27.8	26.8	23.5	33.6
	45~49 岁	40.7	36.7	39.4	50.0	53.4	47.3	51.6	70.7	26.0	23.7	23.6	32.9
	50~54 岁	37.2	36.5	34.6	43.5	49.7	45.6	47.4	68.4	19.9	20.5	16.3	23.7
	55~59 岁	33.9	34.2	32.2	35.6	47.7	44.5	44.6	61.8	19.0	18.8	14.8	22.3
	60~64 岁	32.1	34.8	32.4	29.6	52.0	48.8	43.8	70.7	13.5	13.4	16.2	12.2
	65~69 岁	28.2	30.9	29.9	25.2	40.7	41.6	35.4	46.4	16.1	17.6	20.5	13.6
	70~74 岁	34.5	38.1	32.3	34.3	46.0	52.8	38.0	51.6	22.2	25.1	22.1	20.7
	75~79 岁	29.8	31.1	34.5	25.3	49.6	53.6	41.5	55.6	11.6	12.4	23.8	5.0
	≥ 80 岁	25.8	28.2	18.5	28.8	35.5	43.7	27.7	34.3	18.4	8.5	10.7	26.0

附表 17 不同性别、年龄、地区人群 1 年内口腔就医率（%）

		合计				城市				农村			
		合计	东部	中部	西部	合计	东部	中部	西部	合计	东部	中部	西部
合计	小计	13.4	13.7	14.1	12.0	15.8	15.7	15.9	15.6	10.7	10.9	12.0	9.2
	18~24 岁	14.2	13.9	13.9	15.2	14.8	14.6	12.6	18.3	13.7	13.1	15.4	12.4
	25~29 岁	12.0	11.7	13.5	10.5	14.8	13.8	16.7	14.9	8.3	8.4	9.7	6.9
	30~34 岁	12.0	13.1	9.6	12.5	15.1	14.3	13.8	18.9	8.1	11.4	3.8	7.1
	35~39 岁	15.1	15.3	16.2	13.5	17.1	18.2	19.2	12.1	12.7	11.1	12.6	14.7
	40~44 岁	12.6	13.8	12.4	11.2	14.1	15.3	13.3	13.1	11.0	11.7	11.5	9.5
	45~49 岁	12.7	11.9	14.3	11.4	14.9	14.0	16.3	13.8	10.2	9.1	11.8	9.5
	50~54 岁	14.1	12.8	16.6	12.4	16.9	14.1	20.4	18.1	10.6	10.7	11.9	8.8
	55~59 岁	14.1	16.3	16.8	7.9	18.0	20.5	19.6	9.5	10.1	10.4	13.4	7.1
	60~64 岁	14.3	15.2	15.6	12.7	18.0	18.9	16.7	18.5	11.1	9.7	14.1	10.3
	65~69 岁	13.2	13.6	15.5	11.3	17.3	16.5	15.3	20.8	9.5	9.3	15.7	6.8
	70~74 岁	13.4	19.1	14.5	9.4	17.3	24.3	16.8	12.6	9.6	13.3	11.2	7.2
	75~79 岁	11.6	13.6	11.4	10.2	17.6	23.4	14.7	16.0	5.9	5.0	7.5	5.4
	≥ 80 岁	9.3	12.1	9.5	7.5	16.4	15.2	16.1	17.5	2.3	8.1	1.7	0.1
男性	小计	12.0	12.8	12.8	9.7	13.7	13.9	15.1	11.2	10.1	11.2	10.2	8.8
	18~24 岁	9.7	12.7	8.0	6.2	9.0	9.7	9.9	5.2	10.5	16.4	6.2	6.8
	25~29 岁	11.0	11.7	12.7	6.4	14.5	13.9	13.8	18.8	6.8	8.0	11.4	0.1
	30~34 岁	10.7	12.0	7.9	11.1	15.2	14.6	11.9	23.2	5.0	7.8	2.9	2.6
	35~39 岁	16.4	14.2	18.4	17.7	16.5	15.7	22.6	10.1	16.3	11.9	14.5	24.5
	40~44 岁	11.7	10.6	12.8	11.7	11.4	10.4	13.1	10.6	12.0	11.0	12.6	12.6
	45~49 岁	11.7	11.2	14.3	8.5	13.8	13.6	17.2	7.2	9.3	7.7	10.9	9.5

续表

		合计				城市				农村			
		合计	东部	中部	西部	合计	东部	中部	西部	合计	东部	中部	西部
	50~54 岁	11.9	11.9	13.3	9.8	14.5	13.6	16.1	13.4	9.2	9.2	10.4	7.8
	55~59 岁	13.4	16.1	16.2	6.3	17.5	20.7	20.6	6.3	9.3	9.8	11.6	6.4
	60~64 岁	13.3	14.9	15.6	10.6	18.2	20.1	16.8	17.6	9.2	7.2	14.2	7.7
	65~69 岁	14.6	15.6	16.6	12.5	17.2	16.9	17.5	17.1	12.4	13.4	15.5	10.6
	70~74 岁	14.2	21.2	14.7	10.1	16.0	22.1	16.3	10.5	12.6	20.0	12.8	9.9
	75~79 岁	11.3	13.2	11.9	9.5	16.5	21.9	16.6	12.8	6.3	5.3	7.4	6.0
	≥ 80 岁	7.4	16.2	4.5	3.7	10.3	20.3	6.4	6.7	3.3	10.8	0.7	0.2
女性	小计	14.8	14.7	15.5	14.1	17.8	17.8	16.7	19.2	11.4	10.6	14.0	9.8
	18~24 岁	19.0	15.4	19.9	23.4	20.2	20.4	14.8	26.9	17.4	9.5	26.4	19.2
	25~29 岁	13.0	11.8	14.3	13.9	15.1	13.7	19.7	13.0	10.1	8.7	7.8	15.1
	30~34 岁	13.3	14.5	11.2	13.6	15.0	13.8	15.6	16.1	11.3	15.3	4.7	11.1
	35~39 岁	13.7	16.7	14.0	9.7	17.7	21.6	16.5	13.8	8.9	10.2	10.5	6.1
	40~44 岁	13.6	17.1	12.0	10.8	16.8	20.8	13.5	15.2	9.9	12.5	10.1	6.5
	45~49 岁	13.7	12.7	14.3	14.4	16.0	14.4	15.6	20.3	11.1	10.6	12.6	9.5
	50~54 岁	16.3	13.8	19.9	15.6	19.3	14.6	24.2	22.5	12.3	12.3	13.8	10.1
	55~59 岁	14.8	16.5	17.5	9.5	18.4	20.3	18.7	13.3	11.0	10.9	15.7	7.7
	60~64 岁	15.4	15.5	15.6	15.2	17.8	17.9	16.6	19.5	13.2	11.9	14.1	13.4
	65~69 岁	11.8	11.6	14.3	10.2	17.4	16.1	13.3	23.8	6.4	6.0	16.1	2.7
	70~74 岁	12.7	17.0	14.4	8.6	18.4	27.0	17.2	14.6	6.4	8.2	9.3	3.8
	75~79 岁	11.8	13.9	11.0	10.9	18.6	24.8	13.2	19.7	5.5	4.8	7.5	5.0
	≥ 80 岁	10.6	8.9	13.1	10.1	22.3	11.1	26.1	29.3	1.8	6.0	2.1	0.0

附表 18　不同性别、年龄、地区人群口腔就医率（%）

		合计				城市				农村			
		合计	东部	中部	西部	合计	东部	中部	西部	合计	东部	中部	西部
合计	小计	41.3	42.2	42.8	38.3	46.8	46.3	47.9	46.2	35.2	36.5	36.7	32.4
	18~24 岁	30.4	30.1	29.0	32.6	34.1	33.2	32.7	38.0	26.3	26.3	25.0	27.9
	25~29 岁	33.8	35.4	35.2	28.2	39.6	42.0	38.1	34.3	26.2	24.4	31.7	23.1
	30~34 岁	34.1	35.1	36.4	29.7	39.2	38.4	41.2	38.4	27.7	30.4	29.7	22.2
	35~39 岁	42.1	45.2	44.3	34.8	47.0	47.8	51.9	38.7	36.4	41.6	35.5	31.3
	40~44 岁	40.6	43.7	42.1	33.8	45.2	47.7	46.1	39.3	35.4	38.4	37.6	28.8
	45~49 岁	44.6	46.9	47.9	34.1	50.9	50.0	56.1	41.2	37.3	42.8	37.9	28.5
	50~54 岁	49.4	49.6	51.7	44.9	55.3	54.2	55.7	58.1	42.1	41.8	46.9	36.3
	55~59 岁	49.8	53.3	50.7	44.1	56.8	59.3	56.6	52.1	42.4	44.8	43.6	39.5
	60~64 岁	52.2	55.7	55.4	47.3	59.4	56.8	57.3	66.5	45.9	53.9	52.8	39.4
	65~69 岁	55.6	59.2	56.7	52.4	64.0	65.4	60.0	67.5	47.9	50.2	52.0	45.2
	70~74 岁	54.1	63.8	55.5	47.7	60.6	67.6	59.0	57.3	47.8	59.6	50.5	41.2
	75~79 岁	55.3	65.4	55.9	47.4	65.1	73.0	59.8	64.4	45.9	58.8	51.3	33.2
	≥ 80 岁	54.3	54.9	51.4	55.7	70.4	61.5	62.5	83.5	38.4	46.3	38.1	35.1
男性	小计	38.5	39.0	38.6	37.4	44.0	42.4	45.1	46.0	32.6	34.2	31.7	31.8
	18~24 岁	25.8	29.1	20.3	26.6	29.0	28.8	31.2	25.6	22.6	29.4	10.2	27.3
	25~29 岁	30.3	31.4	29.0	29.2	36.9	38.3	30.5	45.8	22.4	20.1	27.2	20.8
	30~34 岁	31.5	30.3	35.1	29.6	37.9	32.4	40.7	52.4	23.5	27.0	28.0	13.5
	35~39 岁	44.0	43.3	46.1	42.5	48.2	44.5	57.2	44.5	39.1	41.4	35.5	40.8
	40~44 岁	37.6	39.6	39.0	32.0	41.6	43.5	44.3	33.5	33.1	34.4	33.7	30.8
	45~49 岁	41.2	43.7	43.6	32.2	46.7	48.7	48.5	37.3	34.9	36.6	37.9	28.3

续表

		合计				城市				农村			
		合计	东部	中部	西部	合计	东部	中部	西部	合计	东部	中部	西部
	50~54岁	45.5	44.3	47.4	44.7	50.8	48.0	49.5	63.2	39.7	38.4	45.2	34.6
	55~59岁	48.3	51.4	46.8	46.2	54.4	57.9	54.1	48.3	42.1	42.7	39.0	44.8
	60~64岁	48.3	53.6	52.7	41.6	59.2	57.2	57.5	64.1	39.2	48.3	46.7	32.6
	65~69岁	53.6	58.2	55.8	48.8	62.5	62.3	60.7	65.2	45.7	51.1	49.7	42.0
	70~74岁	49.1	58.9	50.1	43.3	54.0	63.2	53.2	47.2	44.8	52.8	46.6	41.0
	75~79岁	53.9	63.9	51.3	49.0	64.0	76.4	49.5	67.1	43.9	52.3	53.0	29.7
	≥ 80岁	55.7	54.1	45.5	63.1	70.2	69.5	45.9	89.4	35.2	33.3	44.7	32.0
女性	小计	44.3	45.6	47.1	39.1	49.6	50.7	50.5	46.3	38.0	39.0	42.5	33.0
	18~24岁	35.2	31.2	37.8	38.1	38.9	38.4	34.0	46.1	30.6	22.8	42.6	28.6
	25~29岁	37.3	39.6	41.8	27.3	42.1	45.9	46.1	28.5	30.5	29.1	36.5	25.8
	30~34岁	36.8	40.9	37.6	29.8	40.6	46.6	41.7	29.6	32.1	34.0	31.5	29.9
	35~39岁	40.1	47.7	42.6	28.0	45.8	52.1	47.6	33.6	33.4	41.8	35.7	23.1
	40~44岁	43.7	48.1	45.6	35.5	48.8	52.4	47.9	44.3	37.8	42.5	42.7	26.9
	45~49岁	48.0	50.8	51.8	36.1	55.2	51.7	62.5	44.9	39.7	49.6	37.8	28.7
	50~54岁	53.4	54.9	56.1	45.1	59.6	60.4	61.2	53.3	44.9	45.4	48.9	38.7
	55~59岁	51.4	55.1	55.0	42.0	59.2	60.6	59.1	56.6	42.8	47.0	49.4	34.7
	60~64岁	56.4	57.5	58.0	54.0	59.6	56.5	57.0	69.2	53.3	59.0	59.4	47.6
	65~69岁	57.7	60.3	57.7	56.1	65.5	68.9	59.3	69.4	50.3	49.4	55.0	48.8
	70~74岁	59.1	68.5	60.4	52.5	66.5	72.8	63.5	66.2	51.2	64.6	55.0	41.5
	75~79岁	56.4	66.7	60.4	45.9	66.2	69.9	67.7	61.3	47.5	64.1	49.1	35.7
	≥ 80岁	53.2	55.6	55.6	50.5	70.6	55.2	79.6	77.1	40.1	56.0	35.3	36.6

附表 19 不同性别、年龄、地区人群主要口腔就医原因（%）

		急性牙疼	慢性口腔问题	预防性措施	定期口腔检查	牙齿美容	其他口腔疾病
合计	小计	59.2	23.4	2.5	2.6	4.9	7.4
	18~24 岁	51.4	22.4	5.1	6.2	7.4	7.6
	25~29 岁	60.7	17.4	3.1	3.5	8.9	6.5
	30~34 岁	55.5	24.8	3.7	4.1	6.9	5.0
	35~39 岁	65.5	17.6	3.3	3.5	3.3	6.8
	40~44 岁	60.1	23.4	2.8	1.8	4.3	7.6
	45~49 岁	63.1	24.6	1.5	1.4	3.6	5.8
	50~54 岁	63.5	23.3	1.1	1.9	3.2	7.1
	55~59 岁	60.5	26.9	1.2	0.9	3.5	7.0
	60~64 岁	65.0	21.9	0.7	1.1	4.5	6.8
	65~69 岁	63.2	26.3	1.2	0.9	2.3	6.1
	70~74 岁	51.8	30.2	1.3	0.3	4.7	11.5
	75~79 岁	52.0	28.4	0.5	0.9	4.5	13.7
	≥ 80 岁	42.7	32.8	1.7	0.9	5.5	16.4
男性	小计	59.2	23.7	2.7	2.5	4.5	7.4
	18~24 岁	49.8	26.0	3.1	6.8	7.6	6.8
	25~29 岁	65.1	16.3	3.9	2.8	5.7	6.2
	30~34 岁	50.2	25.4	4.7	4.3	8.0	7.4
	35~39 岁	67.8	16.2	4.1	2.8	3.4	5.6

续表

		急性牙疼	慢性口腔问题	预防性措施	定期口腔检查	牙齿美容	其他口腔疾病
	40~44 岁	55.5	24.7	4.4	1.7	3.9	9.8
	45~49 岁	65.7	22.7	1.7	0.9	3.1	5.9
	50~54 岁	62.1	23.9	1.3	2.0	3.2	7.5
	55~59 岁	61.9	26.1	0.8	0.9	2.5	7.8
	60~64 岁	64.4	22.0	1.1	1.3	4.5	6.7
	65~69 岁	65.7	24.6	0.7	1.0	2.6	5.3
	70~74 岁	49.2	34.1	1.7	0.4	5.4	9.3
	75~79 岁	51.5	30.2	0.4	1.0	4.0	13.0
	≥ 80 岁	44.7	33.8	3.9	0.3	1.8	15.5
女性	小计	59.2	23.1	2.4	2.7	5.3	7.4
	18~24 岁	52.6	19.6	6.6	5.7	7.2	8.3
	25~29 岁	57.0	18.3	2.4	4.1	11.5	6.7
	30~34 岁	60.1	24.3	2.9	3.8	5.9	3.0
	35~39 岁	62.8	19.2	2.3	4.3	3.2	8.1
	40~44 岁	64.3	22.2	1.4	1.8	4.7	5.5
	45~49 岁	60.7	26.4	1.3	1.9	4.1	5.7
	50~54 岁	64.8	22.7	0.9	1.7	3.1	6.8
	55~59 岁	59.2	27.6	1.6	0.9	4.4	6.2
	60~64 岁	65.6	21.7	0.4	0.9	4.6	6.9

续表

		急性牙疼	慢性口腔问题	预防性措施	定期口腔检查	牙齿美容	其他口腔疾病
	65~69 岁	60.8	27.8	1.7	0.8	2.1	6.9
	70~74 岁	54.0	27.2	1.0	0.2	4.2	13.4
	75~79 岁	52.5	26.8	0.6	0.9	5.0	14.2
	≥ 80 岁	41.2	32.0	0.1	1.3	8.2	17.1
城市	小计	54.6	25.2	3.4	3.8	5.1	7.9
	18~24 岁	46.0	19.9	8.1	9.0	7.8	9.0
	25~29 岁	56.4	17.5	3.4	5.1	9.6	8.0
	30~34 岁	52.6	22.7	5.7	6.3	7.6	5.2
	35~39 岁	63.2	18.7	4.3	4.1	3.4	6.3
	40~44 岁	55.2	25.4	3.5	2.7	4.6	8.6
	45~49 岁	57.4	30.6	1.1	1.8	3.6	5.5
	50~54 岁	61.0	24.1	1.3	2.9	3.0	7.8
	55~59 岁	56.5	29.7	1.6	1.3	3.2	7.8
	60~64 岁	59.1	26.1	0.7	1.7	4.4	8.0
	65~69 岁	56.8	32.8	1.9	1.4	1.7	5.3
	70~74 岁	49.0	33.6	1.3	0.5	4.5	11.0
	75~79 岁	42.3	35.9	0.9	1.2	4.1	15.6
	≥ 80 岁	35.3	42.2	1.8	1.4	5.3	14.0
农村	小计	65.9	20.7	1.2	0.9	4.7	6.7

续表

		急性牙疼	慢性口腔问题	预防性措施	定期口腔检查	牙齿美容	其他口腔疾病
	18~24 岁	58.9	25.8	0.9	2.1	6.7	5.7
	25~29 岁	68.9	17.2	2.3	0.6	7.4	3.6
	30~34 岁	60.4	28.5	0.3	0.4	5.7	4.7
	35~39 岁	68.9	16.0	1.7	2.7	3.2	7.5
	40~44 岁	67.2	20.5	1.9	0.3	4.0	6.1
	45~49 岁	71.9	15.4	2.1	0.8	3.7	6.2
	50~54 岁	67.6	22.0	0.8	0.2	3.5	6.0
	55~59 岁	66.2	23.0	0.7	0.4	3.8	6.0
	60~64 岁	71.6	17.1	0.8	0.4	4.7	5.4
	65~69 岁	71.1	18.1	0.3	0.3	3.1	7.0
	70~74 岁	55.2	26.1	1.4	0.0	5.0	12.2
	75~79 岁	65.0	18.2	0.0	0.6	5.1	11.0
	≥ 80 岁	55.3	16.6	1.7	0.0	5.8	20.6
东部	小计	58.9	22.8	2.2	3.0	5.0	8.0
	18~24 岁	47.2	23.9	1.8	6.1	9.1	11.8
	25~29 岁	59.7	20.1	3.0	3.9	6.2	7.1
	30~34 岁	60.0	20.6	3.5	5.6	6.6	3.7
	35~39 岁	67.0	17.1	3.4	4.2	2.8	5.5
	40~44 岁	60.4	24.7	2.7	1.2	3.2	7.8

续表

		急性牙疼	慢性口腔问题	预防性措施	定期口腔检查	牙齿美容	其他口腔疾病
	45~49 岁	67.1	22.3	1.1	1.1	3.6	4.9
	50~54 岁	64.7	21.0	1.6	1.6	3.0	8.0
	55~59 岁	61.4	24.7	1.6	1.2	3.3	7.7
	60~64 岁	60.7	22.8	0.8	1.8	5.3	8.6
	65~69 岁	55.2	31.2	1.4	1.5	2.7	8.0
	70~74 岁	47.3	28.6	3.6	0.6	5.5	14.5
	75~79 岁	39.8	31.7	1.0	1.3	8.6	17.5
	≥ 80 岁	47.5	30.2	0.1	2.0	5.5	14.7
中部	小计	58.8	26.1	1.9	1.7	5.1	6.4
	18~24 岁	59.3	24.3	2.7	5.4	6.2	2.1
	25~29 岁	62.8	14.7	4.1	1.0	12.5	4.8
	30~34 岁	54.0	28.3	2.1	2.0	7.7	5.9
	35~39 岁	65.3	20.3	3.5	1.3	3.9	5.6
	40~44 岁	62.0	23.5	2.3	1.5	4.8	6.0
	45~49 岁	57.5	31.0	1.3	1.1	3.3	5.8
	50~54 岁	61.0	26.2	0.7	1.5	3.8	6.9
	55~59 岁	57.7	29.6	1.1	1.0	3.2	7.4
	60~64 岁	59.1	26.8	1.0	0.5	4.6	8.0
	65~69 岁	57.9	32.1	0.8	0.5	1.9	6.8

续表

		急性牙疼	慢性口腔问题	预防性措施	定期口腔检查	牙齿美容	其他口腔疾病
	70~74 岁	46.9	35.5	0.7	0.0	4.6	12.2
	75~79 岁	53.8	30.4	0.0	0.8	3.0	12.0
	≥ 80 岁	36.1	28.3	2.3	0.0	11.5	21.8
西部	小计	60.1	20.7	3.8	3.2	4.6	7.6
	18~24 岁	49.1	17.7	13.1	7.1	5.8	7.2
	25~29 岁	60.0	13.5	1.6	6.5	11.1	7.3
	30~34 岁	47.1	29.9	6.4	3.3	6.4	6.9
	35~39 岁	62.8	14.6	2.6	5.6	3.4	11.1
	40~44 岁	56.5	20.8	4.0	3.3	5.8	9.7
	45~49 岁	66.6	14.7	3.1	3.0	4.6	8.0
	50~54 岁	65.6	22.8	0.7	3.3	2.3	5.3
	55~59 岁	63.1	26.4	0.7	0.4	4.0	5.3
	60~64 岁	73.8	16.8	0.5	1.0	3.8	4.1
	65~69 岁	73.1	18.2	1.4	0.7	2.4	4.1
	70~74 岁	59.6	26.7	0.3	0.3	4.3	8.7
	75~79 岁	62.6	23.1	0.4	0.7	1.9	11.3
	≥ 80 岁	43.8	36.6	2.3	0.8	2.2	14.4

附表 20　不同性别、年龄、地区人群 1 年内牙周洁治率（%）

		合计				城市				农村			
		合计	东部	中部	西部	合计	东部	中部	西部	合计	东部	中部	西部
合计	小计	2.5	2.1	3.0	2.3	3.2	2.6	3.8	3.8	1.6	1.5	2.1	1.2
	18~24 岁	3.1	2.8	3.2	3.5	4.8	3.4	5.0	7.3	1.2	2.0	1.3	0.1
	25~29 岁	1.9	1.2	3.2	2.0	2.5	1.1	4.3	3.7	1.2	1.2	1.7	0.5
	30~34 岁	3.3	3.2	3.2	3.8	4.0	3.6	3.5	5.5	2.5	2.6	2.7	2.3
	35~39 岁	2.8	2.7	3.7	1.8	3.4	3.1	5.1	1.7	2.1	2.1	2.1	1.9
	40~44 岁	2.5	1.9	3.1	2.4	2.9	2.6	3.2	2.9	2.0	0.9	3.0	2.0
	45~49 岁	2.5	1.5	3.1	3.4	2.7	1.9	3.1	3.7	2.2	0.9	3.0	3.1
	50~54 岁	2.6	1.6	3.8	2.9	4.0	2.4	5.6	5.1	1.0	0.2	1.7	1.4
	55~59 岁	2.3	2.0	3.0	1.7	2.9	2.8	3.2	2.5	1.6	1.0	2.7	1.2
	60~64 岁	1.2	0.9	1.8	1.1	1.5	1.1	1.6	1.8	1.0	0.5	2.0	0.8
	65~69 岁	1.5	0.8	2.8	1.1	1.6	1.3	1.9	1.4	1.5	0.1	4.1	0.9
	70~74 岁	1.1	2.4	1.1	0.3	1.8	4.3	1.5	0.4	0.4	0.4	0.7	0.3
	75~79 岁	1.8	2.2	0.8	2.2	1.3	0.7	1.1	2.0	2.2	3.5	0.6	2.4
	≥ 80 岁	1.3	3.7	0.4	0.4	1.2	1.9	0.8	1.0	1.4	6.0	.	.
男性	小计	2.3	2.1	3.0	1.9	3.1	2.7	3.6	3.2	1.5	1.3	2.3	1.1
	18~24 岁	2.3	2.3	2.3	2.3	3.9	3.7	3.2	5.9	0.7	0.6	1.4	.
	25~29 岁	1.8	1.6	2.6	1.4	2.1	1.2	3.2	4.3	1.5	2.2	1.8	.
	30~34 岁	3.1	3.4	3.2	2.3	4.0	3.6	4.1	5.5	2.0	3.1	2.1	.
	35~39 岁	3.6	3.2	4.4	3.0	4.0	3.5	6.4	1.9	3.1	2.9	2.5	4.0
	40~44 岁	2.8	1.9	4.1	2.2	3.3	3.2	3.5	3.1	2.2	.	4.7	1.5
	45~49 岁	2.0	1.4	2.5	2.4	2.2	1.5	2.9	2.7	1.7	1.1	2.0	2.2

续表

		合计				城市				农村			
		合计	东部	中部	西部	合计	东部	中部	西部	合计	东部	中部	西部
	50~54 岁	2.3	1.2	3.8	1.9	3.6	1.9	5.9	4.0	0.8	0.2	1.6	0.7
	55~59 岁	2.3	2.0	3.3	1.3	2.7	2.4	2.9	3.0	1.8	1.3	3.6	0.2
	60~64 岁	1.2	0.9	1.7	1.1	1.6	0.9	2.4	1.7	0.8	0.8	0.8	0.9
	65~69 岁	1.7	1.2	2.5	1.6	1.6	1.7	1.9	1.1	1.8	0.2	3.2	1.7
	70~74 岁	1.5	4.1	1.2	0.4	2.4	6.4	1.1	0.3	0.7	0.9	1.2	0.5
	75~79 岁	1.5	0.6	1.0	2.6	0.9	1.1	0.9	0.8	2.0	.	1.0	4.4
	≥ 80 岁	0.6	0.8	1.0	0.2	1.0	1.3	1.5	0.4	.	.	.	.
女性	小计	2.6	2.2	3.1	2.7	3.4	2.5	4.0	4.2	1.7	1.8	1.9	1.4
	18~24 岁	3.9	3.3	4.1	4.5	5.6	3.1	6.5	8.2	1.8	3.4	1.1	0.2
	25~29 岁	1.9	0.7	3.8	2.4	2.8	1.1	5.5	3.4	0.8	.	1.7	1.2
	30~34 岁	3.6	3.0	3.1	4.9	4.0	3.7	3.0	5.5	3.1	2.0	3.3	4.4
	35~39 岁	2.0	2.1	3.1	0.8	2.9	2.7	4.1	1.5	1.0	1.3	1.7	0.1
	40~44 岁	2.1	1.9	2.0	2.6	2.5	2.0	2.9	2.6	1.7	1.8	0.8	2.5
	45~49 岁	3.0	1.6	3.6	4.3	3.2	2.3	3.4	4.7	2.8	0.7	3.9	4.0
	50~54 岁	3.0	1.9	3.9	4.0	4.3	2.9	5.3	6.1	1.3	0.2	1.8	2.4
	55~59 岁	2.3	2.1	2.7	2.1	3.0	3.1	3.5	2.0	1.5	0.6	1.6	2.1
	60~64 岁	1.3	0.9	1.9	1.1	1.3	1.4	0.9	1.8	1.2	0.2	3.3	0.8
	65~69 岁	1.3	0.5	3.1	0.6	1.5	0.8	1.9	1.6	1.1	0.1	5.1	.
	70~74 岁	0.7	0.8	1.1	0.2	1.3	1.8	1.7	0.5	0.0	.	0.0	.
	75~79 岁	2.0	3.5	0.7	1.8	1.6	0.3	1.2	3.3	2.3	6.3	.	0.9
	≥ 80 岁	1.8	6.0	.	0.6	1.4	2.4	.	1.6	2.1	10.6	.	.

附表 21　不同性别、年龄、地区人群牙周洁治率（%）

		合计				城市				农村			
		合计	东部	中部	西部	合计	东部	中部	西部	合计	东部	中部	西部
合计	小计	10.3	8.8	12.5	9.8	14.0	10.7	16.2	17.5	6.1	6.2	8.1	4.0
	18~24 岁	6.9	5.3	8.1	8.0	10.3	5.4	12.7	16.7	3.2	5.1	3.2	0.3
	25~29 岁	10.9	8.1	14.4	12.8	13.2	8.8	18.4	19.3	7.7	6.8	9.5	7.4
	30~34 岁	14.2	12.3	16.7	15.0	18.1	14.1	19.0	26.3	9.4	9.8	13.5	5.2
	35~39 岁	13.7	12.4	16.3	12.4	17.9	14.0	20.7	21.2	8.7	10.0	11.1	4.6
	40~44 岁	12.8	12.1	13.9	12.3	16.5	16.1	17.7	15.4	8.6	6.9	9.7	9.5
	45~49 岁	13.0	10.0	16.5	12.2	17.1	12.0	21.6	19.3	8.2	7.4	10.1	6.5
	50~54 岁	12.0	8.7	15.2	13.5	15.9	11.4	18.8	24.1	7.2	4.2	10.7	6.6
	55~59 岁	8.7	8.0	10.6	7.1	12.8	11.3	14.2	13.1	4.4	3.4	6.3	3.7
	60~64 岁	8.3	7.1	10.3	7.6	12.8	10.7	12.4	16.7	4.2	1.6	7.6	3.8
	65~69 岁	7.0	5.8	9.5	5.9	11.5	8.9	10.8	15.5	2.8	1.2	7.5	1.4
	70~74 岁	4.7	8.3	3.7	3.4	7.7	12.1	4.7	8.0	1.7	4.1	2.4	0.3
	75~79 岁	6.0	5.0	6.9	5.8	7.6	5.9	6.4	9.9	4.4	4.3	7.6	2.5
	≥ 80 岁	5.0	4.5	8.8	3.0	7.3	3.3	11.7	6.9	2.8	6.0	5.3	0.2
男性	小计	10.0	8.9	12.2	9.1	13.5	11.1	15.1	16.4	6.3	5.7	9.1	4.2
	18~24 岁	4.3	3.3	5.6	4.4	6.7	4.9	6.9	11.3	1.9	1.2	4.4	.
	25~29 岁	10.1	7.9	12.8	12.1	10.8	7.1	14.5	20.1	9.4	9.3	10.8	8.0
	30~34 岁	14.5	11.5	19.6	15.1	17.4	12.6	19.2	31.2	10.9	9.6	20.2	3.8
	35~39 岁	14.9	13.0	19.1	12.9	19.4	14.8	27.6	19.1	9.8	10.4	11.1	7.4
	40~44 岁	14.3	14.7	13.6	14.8	20.0	20.5	19.2	20.3	8.2	6.7	8.1	10.0
	45~49 岁	11.8	11.1	14.0	9.3	14.4	12.7	16.1	15.4	8.8	8.9	11.6	4.6

续表

		合计				城市				农村			
		合计	东部	中部	西部	合计	东部	中部	西部	合计	东部	中部	西部
	50~54 岁	12.2	9.4	15.2	12.6	16.0	11.9	18.9	22.7	8.0	5.4	11.3	7.1
	55~59 岁	8.7	8.8	10.6	6.0	12.5	12.9	13.3	10.2	4.8	3.2	7.7	3.3
	60~64 岁	8.4	6.0	12.9	6.8	12.7	8.8	15.8	13.9	4.8	1.9	9.2	3.9
	65~69 岁	7.8	6.3	8.4	8.4	13.5	9.7	10.1	23.7	2.8	0.3	6.4	2.0
	70~74 岁	5.4	11.3	3.9	3.4	9.3	15.1	5.3	8.5	1.9	5.8	2.2	0.5
	75~79 岁	6.3	4.6	8.2	6.1	7.2	9.5	5.1	7.4	5.5	.	11.1	4.7
	≥ 80 岁	3.3	2.2	4.9	3.0	5.2	3.9	5.8	5.6	0.7	.	3.0	.
女性	小计	10.6	8.8	12.8	10.5	14.6	10.2	17.2	18.3	5.9	6.8	7.0	3.9
	18~24 岁	9.5	7.5	10.7	11.3	13.6	5.9	17.7	20.2	4.6	9.4	1.7	0.6
	25~29 岁	11.6	8.2	16.0	13.4	15.5	10.7	22.4	18.9	6.0	4.1	8.2	6.6
	30~34 岁	13.8	13.3	13.6	14.9	18.7	16.1	18.7	23.2	7.9	9.9	6.1	6.5
	35~39 岁	12.3	11.6	13.5	11.9	16.3	13.0	15.1	23.1	7.5	9.7	11.2	2.1
	40~44 岁	11.2	9.3	14.2	10.1	12.9	11.2	16.1	11.3	9.2	7.0	11.7	9.0
	45~49 岁	14.3	8.7	18.7	15.2	20.0	11.2	26.3	23.3	7.6	5.7	8.8	8.6
	50~54 岁	11.9	8.0	15.2	14.5	15.9	10.8	18.8	25.4	6.2	3.0	10.0	5.9
	55~59 岁	8.7	7.3	10.7	8.2	13.1	9.8	15.1	16.5	4.0	3.6	4.5	4.0
	60~64 岁	8.1	8.0	7.7	8.6	12.9	12.4	9.1	19.9	3.6	1.3	5.8	3.7
	65~69 岁	6.1	5.4	10.6	3.5	9.5	8.0	11.5	8.6	2.8	2.0	9.0	0.7
	70~74 岁	3.9	5.5	3.5	3.4	6.3	8.5	4.1	7.6	1.4	2.8	2.5	.
	75~79 岁	5.6	5.5	5.7	5.6	7.9	2.7	7.3	12.8	3.5	7.8	3.3	0.9
	≥ 80 岁	6.2	6.3	11.5	3.1	9.3	2.9	17.7	8.3	3.9	10.6	6.2	0.3

附表 22　不同性别、年龄、城乡人群最近一次牙周洁治原因（%）

		合计				城市				农村			
		治疗疾病	外观美观	预防疾病	去除口臭	治疗疾病	外观美观	预防疾病	去除口臭	治疗疾病	外观美观	预防疾病	去除口臭
合计	小计	33.8	27.5	35.0	3.7	30.2	30.3	35.3	4.2	42.9	20.4	34.2	2.5
	18~24 岁	26.8	31.0	34.7	7.4	24.0	35.8	31.1	9.1	36.6	14.4	47.6	1.5
	25~29 岁	21.6	23.1	53.5	1.8	17.7	25.8	56.0	0.5	30.2	17.1	48.0	4.7
	30~34 岁	29.3	23.7	44.5	2.5	24.2	28.9	45.6	1.3	41.7	11.0	41.8	5.5
	35~39 岁	30.1	24.1	41.0	4.7	29.2	24.1	41.1	5.5	32.3	24.1	40.7	2.9
	40~44 岁	34.0	27.3	35.2	3.4	31.4	27.0	37.2	4.4	39.8	28.2	30.9	1.2
	45~49 岁	31.6	33.6	31.8	3.0	28.1	38.4	29.4	4.1	40.0	22.0	37.6	0.5
	50~54 岁	39.6	27.7	29.0	3.7	34.6	29.4	31.8	4.1	53.0	23.2	21.3	2.5
	55~59 岁	49.7	27.2	20.2	2.9	46.7	28.7	22.0	2.6	58.4	23.0	14.8	3.8
	60~64 岁	54.4	26.1	17.4	2.1	47.7	31.4	18.9	2.0	71.4	12.6	13.7	2.3
	65~69 岁	52.7	27.2	16.7	3.3	44.3	31.0	20.5	4.2	84.7	13.1	2.2	.
	70~74 岁	55.9	32.6	8.9	2.6	51.8	35.3	9.6	3.2	74.1	20.6	5.3	.
	75~79 岁	55.8	30.4	13.5	0.3	43.0	34.6	22.0	0.4	76.4	23.6	.	.
	≥ 80 岁	38.1	39.4	21.9	0.5	32.8	35.5	31.0	0.8	51.1	48.9	.	.
男性	小计	33.1	26.4	36.0	4.5	30.6	28.3	35.6	5.5	38.8	22.2	36.9	2.2
	18~24 岁	25.4	42.1	28.1	4.4	23.3	49.4	21.6	5.7	32.3	17.4	50.3	.
	25~29 岁	27.0	18.8	54.3	.	22.3	26.3	51.4	.	33.2	8.7	58.1	.
	30~34 岁	27.8	20.2	48.6	3.4	27.0	24.3	46.4	2.4	29.6	11.9	53.1	5.4
	35~39 岁	24.9	26.1	40.4	8.5	26.0	21.2	42.6	10.3	22.6	36.8	35.8	4.7
	40~44 岁	30.1	28.9	36.5	4.5	28.0	26.3	39.6	6.2	35.8	35.9	28.3	.
	45~49 岁	34.0	22.9	37.7	5.4	31.8	25.2	35.1	8.0	38.3	18.4	42.8	0.5

续表

		合计				城市				农村			
		治疗疾病	外观美观	预防疾病	去除口臭	治疗疾病	外观美观	预防疾病	去除口臭	治疗疾病	外观美观	预防疾病	去除口臭
	50~54 岁	37.4	29.4	27.7	5.5	31.8	33.1	29.0	6.1	49.7	21.3	24.9	4.1
	55~59 岁	48.4	25.0	22.4	4.3	42.4	24.8	27.8	5.0	64.0	25.7	8.1	2.2
	60~64 岁	55.2	26.4	16.8	1.6	55.2	28.8	14.8	1.2	55.3	21.2	20.9	2.5
	65~69 岁	45.0	27.1	25.1	2.7	38.0	27.8	30.8	3.4	74.5	24.5	1.1	.
	70~74 岁	55.7	29.6	10.1	4.6	49.6	34.3	10.4	5.7	81.6	9.9	8.5	.
	75~79 岁	68.9	13.2	18.0	.	45.0	23.3	31.7	.	100.0	.	.	.
	≥ 80 岁	48.5	41.9	7.6	2.0	43.6	45.8	8.4	2.1	100.0	.	.	.
女性	小计	34.5	28.5	34.1	2.9	29.9	32.1	35.1	2.9	47.7	18.3	31.1	3.0
	18~24 岁	27.5	25.9	37.8	8.8	24.3	29.6	35.4	10.7	38.6	13.0	46.3	2.2
	25~29 岁	16.9	26.9	52.8	3.4	14.7	25.5	59.0	0.8	24.8	31.9	30.3	13.0
	30~34 岁	31.0	27.5	39.9	1.6	21.5	33.4	44.8	0.3	59.0	9.8	25.6	5.7
	35~39 岁	36.7	21.5	41.7	0.1	33.1	27.5	39.4	.	46.1	5.8	47.7	0.3
	40~44 岁	39.4	25.2	33.5	2.0	36.8	28.1	33.5	1.7	43.9	20.1	33.5	2.5
	45~49 岁	29.5	42.7	26.8	1.0	25.3	48.3	25.2	1.2	41.9	26.1	31.4	0.5
	50~54 岁	42.0	25.9	30.4	1.7	37.4	25.9	34.6	2.2	58.0	26.2	15.7	0.1
	55~59 岁	51.1	29.5	17.9	1.5	51.0	32.5	16.4	0.2	51.5	19.6	23.1	5.8
	60~64 岁	53.4	25.8	18.2	2.5	40.3	34.1	23.0	2.7	94.8	0.1	3.1	2.1
	65~69 岁	62.8	27.3	5.7	4.1	52.8	35.3	6.4	5.4	95.5	1.0	3.4	.
	70~74 岁	56.1	36.7	7.2	.	54.7	36.7	8.6	.	62.8	36.8	0.4	.
	75~79 岁	42.1	48.5	8.9	0.6	41.2	44.7	13.2	0.9	43.8	56.2	.	.
	≥ 80 岁	34.1	38.4	27.4	.	26.6	29.6	43.8	.	46.7	53.3	.	.

附表 23 不同性别、年龄、地区人群最近一次牙周洁治原因（%）

		合计				东部				中部				西部			
		治疗疾病	外观美观	预防疾病	去除口臭	治疗疾病	外观美观	预防疾病	去除口臭	治疗疾病	外观美观	预防疾病	去除口臭	治疗疾病	外观美观	预防疾病	去除口臭
合计	小计	33.8	27.5	35.0	3.7	32.4	30.4	34.1	3.1	34.5	28.4	33.2	4.0	34.6	22.3	39.0	4.0
	18~24 岁	26.8	31.0	34.7	7.4	26.0	41.3	32.7	.	16.3	32.3	35.4	15.9	41.5	17.5	36.2	4.8
	25~29 岁	21.6	23.1	53.5	1.8	24.1	30.0	45.9	.	17.7	20.2	58.2	4.0	23.6	17.2	57.9	1.3
	30~34 岁	29.3	23.7	44.5	2.5	33.8	21.4	39.8	5.0	28.4	25.4	45.1	1.1	23.6	25.0	50.8	0.5
	35~39 岁	30.1	24.1	41.0	4.7	21.7	31.3	44.6	2.4	36.0	20.6	40.5	2.8	32.2	19.9	36.9	11.0
	40~44 岁	34.0	27.3	35.2	3.4	37.4	28.6	30.3	3.8	30.8	30.3	38.1	0.7	34.0	21.0	38.0	7.0
	45~49 岁	31.6	33.6	31.8	3.0	37.1	21.4	33.7	7.8	31.1	44.2	23.6	1.1	24.4	26.0	49.2	0.4
	50~54 岁	39.6	27.7	29.0	3.7	27.3	36.3	35.6	0.8	46.2	25.6	24.0	4.2	43.2	20.4	29.8	6.5
	55~59 岁	49.7	27.2	20.2	2.9	47.1	29.6	21.2	2.1	51.6	28.8	15.8	3.7	50.0	21.0	26.6	2.5
	60~64 岁	54.4	26.1	17.4	2.1	50.9	34.9	11.2	2.9	61.8	20.2	14.4	3.5	49.2	26.4	24.4	0.1
	65~69 岁	52.7	27.2	16.7	3.3	55.8	25.2	4.9	14.0	68.5	25.4	6.1	.	32.8	30.7	36.4	0.1
	70~74 岁	55.9	32.6	8.9	2.6	55.7	25.2	12.9	6.2	67.7	28.0	4.3	.	45.9	46.9	7.2	.
	75~79 岁	55.8	30.4	13.5	0.3	35.2	64.5	.	0.4	73.0	18.6	8.5	.	52.3	19.9	27.3	0.5
	≥ 80 岁	38.1	39.4	21.9	0.5	15.8	84.2	.	.	59.0	6.8	34.2	.	17.8	62.0	18.1	2.1
男性	小计	33.1	26.4	36.0	4.5	27.4	32.0	36.4	4.2	36.6	24.5	36.3	2.5	36.0	21.0	34.8	8.2
	18~24 岁	25.4	42.1	28.1	4.4	8.4	67.6	24.0	.	21.3	37.7	40.8	0.2	56.8	12.9	12.1	18.2
	25~29 岁	27.0	18.8	54.3	.	19.9	26.6	53.5	.	24.0	20.2	55.8	.	44.4	2.5	53.1	.
	30~34 岁	27.8	20.2	48.6	3.4	31.5	18.2	43.8	6.5	28.3	23.3	46.7	1.8	20.5	18.5	60.6	0.5
	35~39 岁	24.9	26.1	40.4	8.5	18.4	38.9	38.5	4.2	29.9	15.5	49.7	4.8	25.8	26.0	26.0	22.2
	40~44 岁	30.1	28.9	36.5	4.5	31.6	31.6	33.7	3.1	27.1	33.6	38.6	0.6	32.0	18.2	37.8	12.0
	45~49 岁	34.0	22.9	37.7	5.4	30.0	18.4	40.3	11.3	42.8	23.3	32.1	1.8	20.8	32.7	45.9	0.6

续表

		合计				东部				中部				西部			
		治疗疾病	外观美观	预防疾病	去除口臭	治疗疾病	外观美观	预防疾病	去除口臭	治疗疾病	外观美观	预防疾病	去除口臭	治疗疾病	外观美观	预防疾病	去除口臭
	50~54 岁	37.4	29.4	27.7	5.5	19.7	40.0	38.8	1.5	44.0	26.0	23.6	6.4	50.4	20.6	19.6	9.5
	55~59 岁	48.4	25.0	22.4	4.3	36.6	32.3	29.7	1.5	52.4	25.6	16.2	5.9	61.8	9.8	22.4	5.9
	60~64 岁	55.2	26.4	16.8	1.6	60.6	25.8	12.5	1.2	61.8	19.2	15.8	3.1	43.8	35.8	20.5	.
	65~69 岁	45.0	27.1	25.1	2.7	50.9	29.3	7.9	11.9	76.1	18.2	5.7	.	19.1	32.7	48.0	0.2
	70~74 岁	55.7	29.6	10.1	4.6	56.6	16.0	18.1	9.3	67.1	32.9	.	.	44.7	51.1	4.2	.
	75~79 岁	68.9	13.2	18.0	.	54.0	46.0	.	.	87.1	3.8	9.1	.	56.5	6.3	37.2	.
	≥ 80 岁	48.5	41.9	7.6	2.0	42.5	57.5	.	.	70.5	29.5	.	.	27.6	47.6	19.7	5.0
女性	小计	34.5	28.5	34.1	2.9	38.0	28.5	31.5	1.9	32.4	32.1	30.1	5.4	33.5	23.4	42.5	0.6
	18~24 岁	27.5	25.9	37.8	8.8	34.7	28.4	37.0	.	13.7	29.5	32.6	24.2	36.1	19.2	44.7	.
	25~29 岁	16.9	26.9	52.8	3.4	28.4	33.5	38.1	.	12.3	20.1	60.2	7.4	8.5	27.9	61.3	2.3
	30~34 岁	31.0	27.5	39.9	1.6	36.3	24.7	35.6	3.5	28.5	28.6	42.8	0.1	26.1	30.2	43.2	0.5
	35~39 岁	36.7	21.5	41.7	0.1	26.1	21.1	52.8	.	44.5	27.6	27.9	.	38.3	14.0	47.4	0.3
	40~44 岁	39.4	25.2	33.5	2.0	46.8	23.6	24.7	4.9	35.1	26.5	37.6	0.8	36.8	25.0	38.2	0.0
	45~49 岁	29.5	42.7	26.8	1.0	48.0	26.1	23.4	2.5	23.1	58.3	17.9	0.7	26.6	21.8	51.2	0.3
	50~54 岁	42.0	25.9	30.4	1.7	36.6	31.8	31.6	.	48.5	25.2	24.4	1.9	35.8	20.3	40.5	3.4
	55~59 岁	51.1	29.5	17.9	1.5	60.0	26.3	10.8	2.9	50.8	32.4	15.4	1.3	41.6	28.9	29.5	.
	60~64 岁	53.4	25.8	18.2	2.5	43.2	42.3	10.2	4.4	61.8	21.9	12.1	4.2	54.3	17.5	28.1	0.1
	65~69 岁	62.8	27.3	5.7	4.1	61.4	20.6	1.6	16.4	62.1	31.4	6.5	.	65.8	25.8	8.4	.
	70~74 岁	56.1	36.7	7.2	.	53.9	43.5	2.6	.	68.3	23.1	8.6	.	47.2	42.5	10.3	.
	75~79 岁	42.1	48.5	8.9	0.6	21.8	77.5	.	0.6	53.8	38.6	7.6	.	47.8	34.3	16.8	1.0
	≥ 80 岁	34.1	38.4	27.4	.	8.0	92.0	.	.	55.5	.	44.5	.	10.6	72.5	17.0	.

附表 24 不同性别、年龄、地区人群现在吸烟率（%）

		合计				城市				农村			
		合计	东部	中部	西部	合计	东部	中部	西部	合计	东部	中部	西部
合计	小计	26.1	27.7	27.5	22.1	25.3	27.3	25.9	20.2	27.1	28.2	29.4	23.6
	18~24 岁	20.9	25.7	18.8	15.1	20.3	27.7	17.6	9.1	21.5	23.3	20.1	20.5
	25~29 岁	26.1	22.7	34.2	23.3	21.7	17.1	31.4	21.2	31.8	32.0	37.7	25.1
	30~34 岁	26.1	27.9	27.7	20.7	24.8	26.7	24.6	20.4	27.7	29.6	32.1	21.0
	35~39 岁	27.0	29.0	26.0	25.3	28.8	29.9	25.2	31.7	24.9	27.6	27.0	19.6
	40~44 岁	29.5	29.7	32.2	25.7	27.3	28.1	29.0	23.2	32.1	31.9	35.7	28.0
	45~49 岁	32.3	36.2	29.8	29.5	33.4	38.7	28.7	30.9	31.1	32.9	31.2	28.4
	50~54 岁	30.5	29.8	32.2	28.9	29.5	28.5	32.2	26.5	31.6	32.0	32.3	30.4
	55~59 岁	30.9	29.9	32.9	29.7	29.4	29.4	29.9	28.7	32.5	30.8	36.5	30.4
	60~64 岁	27.8	27.6	30.7	25.6	26.8	26.9	31.3	20.1	28.6	28.7	30.0	27.9
	65~69 岁	22.9	26.4	25.4	18.6	21.4	27.2	23.1	11.9	24.2	25.3	28.8	21.9
	70~74 岁	18.4	19.5	21.8	15.0	15.2	20.2	17.3	9.0	21.5	18.6	28.3	19.1
	75~79 岁	17.8	18.3	26.5	10.5	18.2	16.4	29.1	9.2	17.3	19.9	23.3	11.6
	≥ 80 岁	14.3	13.7	15.1	14.2	17.1	11.9	16.6	21.6	11.5	16.1	13.4	8.6
男性	小计	49.8	51.4	52.2	44.0	48.6	50.0	50.9	41.5	51.0	53.4	53.6	45.7
	18~24 岁	40.6	47.5	37.2	31.6	41.5	50.5	37.8	22.6	39.8	43.8	36.6	37.5
	25~29 岁	50.1	43.1	65.1	46.4	42.8	32.6	60.6	49.9	58.8	60.3	70.4	44.6
	30~34 岁	49.7	49.9	52.4	45.7	46.7	46.1	47.5	47.5	53.5	56.0	58.7	44.4
	35~39 岁	50.3	51.0	50.2	49.4	53.3	52.1	51.3	58.8	46.9	49.2	49.1	41.1
	40~44 岁	56.3	55.9	59.1	52.5	51.9	51.2	55.2	48.1	61.0	62.4	63.0	56.3
	45~49 岁	61.6	64.7	60.3	57.4	63.0	67.8	57.9	60.3	60.0	60.4	63.0	55.2

续表

		合计				城市				农村			
		合计	东部	中部	西部	合计	东部	中部	西部	合计	东部	中部	西部
	50~54 岁	56.9	57.3	59.3	52.4	56.6	55.0	60.7	52.3	57.3	61.0	57.8	52.5
	55~59 岁	58.2	58.2	59.4	56.6	55.3	57.9	55.8	49.8	61.1	58.5	63.4	61.0
	60~64 岁	52.3	56.0	56.7	46.9	52.6	55.5	61.5	36.6	52.1	56.7	50.8	51.1
	65~69 岁	42.9	49.0	46.2	36.3	40.5	47.6	43.8	25.7	45.0	51.5	49.3	40.7
	70~74 岁	34.4	35.0	44.4	26.7	29.6	34.7	39.4	15.1	38.6	35.3	50.3	33.5
	75~79 岁	31.8	35.1	41.1	21.8	28.3	28.2	43.6	16.2	35.4	41.6	38.7	27.8
	≥ 80 岁	30.8	25.6	30.3	34.4	31.8	22.7	27.7	40.9	29.4	29.6	35.4	26.6
女性	小计	1.9	1.5	2.5	1.7	2.4	1.4	3.1	2.8	1.4	1.7	1.8	0.7
	18~24 岁	0.3	0.3	0.4	0.2	0.3	0.2	0.3	0.3	0.3	0.4	0.6	0.0
	25~29 岁	1.8	0.9	1.3	4.4	1.9	0.6	0.3	6.7	1.8	1.3	2.6	1.6
	30~34 岁	1.6	1.0	2.3	1.6	1.8	0.4	2.5	3.3	1.3	1.8	2.1	0.0
	35~39 岁	2.6	1.2	2.7	4.1	3.6	0.3	4.1	7.7	1.5	2.5	0.8	1.1
	40~44 岁	1.8	1.9	2.0	1.3	2.5	2.6	2.7	1.9	0.9	1.0	1.1	0.8
	45~49 岁	2.0	1.9	2.7	0.9	2.6	1.5	3.9	2.0	1.3	2.3	1.1	0.0
	50~54 岁	2.7	2.0	4.4	0.9	3.9	2.6	6.6	2.0	0.9	1.0	1.4	0.0
	55~59 岁	3.1	2.5	3.7	3.1	3.7	2.8	4.6	4.2	2.3	2.0	2.4	2.6
	60~64 岁	2.3	2.5	4.5	0.5	1.8	1.6	2.4	1.3	2.8	3.8	7.4	0.1
	65~69 岁	2.5	4.0	3.2	0.9	2.9	4.3	3.6	0.4	2.1	3.8	2.6	1.2
	70~74 岁	2.5	4.6	1.3	2.4	2.1	2.9	0.6	3.6	3.0	6.1	2.6	1.4
	75~79 岁	5.2	4.0	12.5	0.4	8.9	5.7	17.8	1.1	1.8	2.5	4.3	0.0
	≥ 80 岁	2.5	4.5	4.4	0.2	2.9	3.3	5.1	0.7	2.2	6.0	3.8	0.0

附表 25 不同性别、年龄、地区人群 30 天内饮酒率（%）

		合计				城市				农村			
		合计	东部	中部	西部	合计	东部	中部	西部	合计	东部	中部	西部
合计	小计	27.7	27.5	30.5	24.6	27.6	27.2	27.9	27.7	27.8	27.9	33.7	22.2
	18~24 岁	23.4	19.5	27.5	25.1	23.1	21.7	25.6	22.5	23.8	16.9	29.5	27.4
	25~29 岁	28.8	26.6	32.9	28.6	28.1	25.9	29.9	32.2	29.7	27.6	36.6	25.6
	30~34 岁	29.9	31.3	30.2	27.1	29.7	30.3	28.6	29.8	30.2	32.6	32.4	24.9
	35~39 岁	32.5	33.9	35.3	27.0	33.1	33.5	31.5	34.8	31.7	34.5	39.6	20.2
	40~44 岁	33.9	35.7	35.8	28.6	31.3	31.5	31.1	31.3	36.8	41.1	41.0	26.1
	45~49 岁	32.8	35.1	32.8	28.4	33.3	35.0	29.6	37.5	32.1	35.2	36.7	21.1
	50~54 岁	30.3	28.0	34.8	27.6	29.5	27.1	31.8	31.7	31.4	29.5	38.4	25.0
	55~59 岁	26.1	26.9	28.9	21.5	26.1	25.2	29.2	22.1	26.1	29.4	28.5	21.2
	60~64 岁	24.7	25.0	27.0	22.7	25.3	24.9	24.6	26.9	24.1	25.1	30.2	21.0
	65~69 岁	20.2	22.3	22.8	16.8	19.3	22.7	20.1	14.2	20.9	21.7	26.8	18.0
	70~74 岁	18.4	16.1	21.2	17.4	17.5	15.7	19.6	16.4	19.2	16.6	23.5	18.0
	75~79 岁	14.9	13.6	17.8	13.5	17.9	15.5	13.6	23.8	12.1	12.0	22.9	5.0
	≥ 80 岁	17.2	15.6	18.6	17.4	21.0	13.9	19.9	27.4	13.6	17.8	17.1	10.0
男性	小计	45.0	44.5	50.4	38.8	44.2	42.3	47.2	43.7	45.8	47.8	54.0	35.6
	18~24 岁	36.2	29.8	47.1	34.3	35.2	30.3	43.7	34.8	37.3	29.2	50.3	33.9
	25~29 岁	47.4	43.7	53.9	47.7	43.8	39.2	46.9	59.4	51.7	51.1	62.3	41.7
	30~34 岁	49.3	49.6	48.1	50.5	46.1	45.4	44.3	51.7	53.4	56.1	52.9	49.6
	35~39 岁	51.8	52.3	58.2	42.8	52.2	49.9	55.3	53.2	51.4	55.9	61.1	33.5
	40~44 岁	54.6	57.8	56.0	47.2	50.6	51.0	50.4	50.2	58.9	67.2	61.5	44.5
	45~49 岁	53.7	56.0	57.7	42.4	54.4	54.9	54.5	53.1	52.9	57.6	61.6	34.3

续表

		合计				城市				农村			
		合计	东部	中部	西部	合计	东部	中部	西部	合计	东部	中部	西部
	50~54 岁	58.7	57.7	64.5	51.2	58.5	56.1	61.4	59.9	58.8	60.3	67.7	46.5
	55~59 岁	55.8	60.3	57.2	48.3	55.3	55.6	59.2	48.0	56.4	66.6	55.0	48.5
	60~64 岁	49.5	57.1	54.2	41.3	55.0	56.1	53.4	55.6	45.0	58.6	55.3	35.5
	65~69 岁	42.0	51.9	49.2	30.1	45.5	53.0	49.5	29.1	38.9	49.9	48.8	30.5
	70~74 岁	39.6	42.5	43.9	34.9	39.7	40.0	43.7	35.3	39.5	46.0	44.1	34.7
	75~79 岁	35.7	36.1	41.8	30.4	41.6	33.9	43.3	45.2	30.0	38.1	40.4	14.7
	≥ 80 岁	37.7	31.8	35.3	43.0	43.1	32.4	43.6	49.9	30.1	31.0	18.6	34.9
女性	小计	15.5	12.7	16.5	18.1	18.6	14.6	18.5	25.5	11.9	10.2	13.8	12.0
	18~24 岁	17.2	10.3	15.1	30.6	22.6	15.3	22.4	34.0	10.7	4.4	5.7	26.6
	25~29 岁	16.5	11.9	19.8	22.2	20.6	14.9	24.0	30.2	10.7	7.0	14.7	12.5
	30~34 岁	15.9	12.2	20.5	17.0	18.7	12.7	19.6	27.6	12.4	11.5	21.8	6.4
	35~39 岁	19.4	18.0	20.4	20.0	22.8	20.1	21.9	28.4	15.4	15.2	18.4	12.8
	40~44 岁	17.7	17.8	19.1	16.1	18.6	16.8	19.5	20.1	16.8	18.9	18.6	12.2
	45~49 岁	16.3	15.2	16.3	18.4	18.6	15.3	17.0	29.3	13.8	15.2	15.4	9.3
	50~54 岁	14.3	11.3	17.7	14.7	16.3	12.3	20.4	19.3	11.6	9.7	13.9	11.1
	55~59 岁	12.1	11.7	13.6	10.8	14.5	12.6	15.5	16.9	9.4	10.2	10.8	7.7
	60~64 岁	13.4	10.1	15.6	14.5	14.5	10.9	16.3	17.9	12.4	9.0	14.7	13.1
	65~69 岁	10.0	7.0	9.0	12.8	10.5	7.6	8.7	16.0	9.5	6.4	9.6	11.0
	70~74 岁	7.0	8.2	6.9	6.5	8.8	9.8	5.2	12.4	5.1	6.7	9.8	1.7
	75~79 岁	9.3	7.6	10.0	9.9	13.7	12.1	6.3	23.7	5.1	3.8	15.8	0.6
	≥ 80 岁	7.9	11.5	10.8	4.2	8.7	11.3	1.4	12.2	7.4	11.8	18.8	0.0

附表 27　不同性别、年龄、地区人群含糖碳酸饮料摄入量（ml）

		合计				城市				农村			
		合计	东部	中部	西部	合计	东部	中部	西部	合计	东部	中部	西部
合计	小计	6.5	6.6	8.1	4.5	6.9	7.2	7.5	5.4	6.0	5.6	8.8	3.8
	18~24 岁	15.1	15.2	18.3	10.7	16.5	18.1	16.2	13.6	13.6	11.7	20.6	8.1
	25~29 岁	9.4	8.8	12.5	6.9	10.3	9.2	14.1	7.5	8.4	8.1	10.6	6.4
	30~34 岁	7.3	6.8	9.4	5.6	8.2	7.7	9.5	7.8	6.1	5.7	9.3	3.6
	35~39 岁	5.9	4.0	8.5	5.5	5.2	3.9	6.9	5.2	6.7	4.2	10.5	5.7
	40~44 岁	4.3	3.3	6.2	3.4	4.4	3.3	6.7	2.7	4.3	3.2	5.7	4.0
	45~49 岁	3.2	2.6	3.7	3.5	3.4	3.3	4.1	1.9	3.0	1.6	3.2	4.8
	50~54 岁	2.7	2.9	2.7	2.1	2.3	2.7	2.1	1.4	3.1	3.2	3.6	2.6
	55~59 岁	1.9	1.9	2.6	0.9	1.8	1.5	2.8	0.8	1.9	2.5	2.3	0.9
	60~64 岁	1.7	2.2	2.0	1.1	2.0	2.7	2.1	1.0	1.4	1.5	1.9	1.2
	65~69 岁	1.1	0.9	1.7	0.7	0.7	0.8	0.5	0.9	1.4	1.0	3.5	0.7
	70~74 岁	1.3	0.4	3.2	0.4	0.9	0.3	1.8	0.4	1.7	0.5	5.2	0.4
	75~79 岁	1.1	1.9	0.9	0.7	0.9	0.5	0.9	1.3	1.3	3.2	0.8	0.2
	≥ 80 岁	0.4	0.3	0.3	0.6	0.5	0.3	0.2	0.9	0.3	0.3	0.4	0.3
男性	小计	8.8	8.9	11.2	5.4	9.4	9.4	10.9	6.9	8.1	8.2	11.6	4.4
	18~24 岁	20.1	21.2	24.7	11.3	22.7	24.1	23.7	16.9	17.5	17.7	25.6	7.6
	25~29 岁	13.5	12.2	18.3	9.8	14.2	11.8	20.2	11.8	12.7	13.0	16.0	8.8
	30~34 岁	8.7	7.2	11.1	9.2	9.6	6.7	12.5	15.0	7.6	8.1	9.3	5.0
	35~39 岁	8.3	5.0	14.4	6.2	7.0	4.2	11.2	8.0	9.7	6.3	17.5	4.7
	40~44 岁	6.2	4.4	9.0	4.6	6.5	4.9	10.0	4.2	5.8	3.8	8.1	5.0
	45~49 岁	4.4	3.6	4.7	5.3	4.7	4.8	5.8	2.4	3.9	1.8	3.5	7.6

续表

		合计				城市				农村			
		合计	东部	中部	西部	合计	东部	中部	西部	合计	东部	中部	西部
	50~54 岁	3.6	4.2	3.3	2.9	3.4	4.4	2.5	1.7	3.8	3.9	4.1	3.5
	55~59 岁	2.2	1.7	3.4	1.2	2.5	1.7	4.1	1.1	1.9	1.6	2.6	1.4
	60~64 岁	2.3	3.2	2.7	1.4	3.1	4.4	3.3	1.1	1.6	1.3	2.0	1.5
	65~69 岁	1.5	1.3	2.6	0.8	1.0	1.2	0.6	1.3	1.9	1.4	5.1	0.5
	70~74 岁	1.3	0.5	2.9	0.5	1.2	0.6	2.3	0.6	1.3	0.4	3.6	0.4
	75~79 岁	1.0	1.6	1.4	0.3	0.9	0.8	1.5	0.4	1.1	2.3	1.3	0.1
	≥ 80 岁	0.8	0.6	0.4	1.1	0.9	0.5	0.3	1.6	0.6	0.7	0.6	0.6
女性	小计	4.2	4.0	4.9	3.6	4.5	4.8	4.4	4.2	3.8	2.9	5.6	3.2
	18~24 岁	9.9	8.2	11.9	10.2	10.7	10.9	9.8	11.5	9.0	5.0	14.6	8.6
	25~29 岁	5.3	5.1	6.4	4.5	6.6	6.5	7.7	5.4	3.6	2.8	4.8	3.5
	30~34 岁	5.7	6.4	7.7	2.9	6.8	9.0	6.5	3.3	4.5	3.1	9.3	2.4
	35~39 岁	3.4	2.7	2.9	4.8	3.3	3.4	3.4	2.8	3.5	1.7	2.2	6.5
	40~44 岁	2.4	2.0	3.0	2.3	2.2	1.6	3.4	1.5	2.8	2.6	2.6	3.1
	45~49 岁	2.0	1.5	2.7	1.7	2.0	1.5	2.7	1.5	2.1	1.4	2.8	1.8
	50~54 岁	1.7	1.6	2.2	1.2	1.3	1.1	1.6	1.0	2.3	2.4	3.0	1.3
	55~59 岁	1.5	2.2	1.7	0.5	1.2	1.3	1.5	0.5	1.8	3.5	1.9	0.5
	60~64 岁	1.1	1.4	1.2	0.8	1.0	1.2	0.9	0.9	1.2	1.6	1.7	0.8
	65~69 岁	0.7	0.4	0.8	0.7	0.4	0.3	0.4	0.5	0.9	0.6	1.5	0.8
	70~74 岁	1.4	0.3	3.4	0.3	0.7	0.1	1.4	0.2	2.2	0.6	7.2	0.3
	75~79 岁	1.2	2.2	0.3	1.1	1.0	0.3	0.4	2.3	1.4	3.8	0.2	0.3
	≥ 80 岁	0.2	0.2	0.3	0.2	0.2	0.2	0.2	0.2	0.2	0.1	0.3	0.2

附表 28 不同性别、年龄、城乡人群含糖碳酸饮料摄入频率构成（%）

		合计					城市					农村				
		每天	每周	每月	每年	不吃	每天	每周	每月	每年	不吃	每天	每周	每月	每年	不吃
合计	小计	2.3	14.1	14.7	9.0	60.0	2.6	15.0	13.8	7.1	61.5	2.0	13.0	15.6	11.1	58.3
	18~24 岁	5.8	30.0	17.5	5.7	41.0	6.6	33.9	15.3	5.7	38.4	4.9	25.9	19.8	5.7	43.7
	25~29 岁	2.9	23.9	18.4	7.2	47.6	3.5	25.7	17.7	4.5	48.6	2.2	21.6	19.2	10.6	46.4
	30~34 岁	2.5	16.2	18.8	8.6	53.9	3.1	17.8	18.1	5.8	55.2	1.8	14.2	19.7	12.0	52.3
	35~39 岁	1.8	12.6	15.9	10.4	59.4	1.8	12.4	15.1	8.2	62.6	1.9	12.8	16.8	12.9	55.6
	40~44 岁	1.3	10.2	15.8	11.1	61.6	1.2	9.8	15.8	8.1	65.2	1.5	10.8	15.8	14.4	57.5
	45~49 岁	1.2	7.0	13.5	10.1	68.3	1.4	6.4	12.3	8.8	71.1	0.9	7.7	14.8	11.5	65.1
	50~54 岁	0.8	6.0	12.0	11.3	70.0	0.8	4.5	11.7	7.3	75.8	0.8	7.8	12.4	16.1	63.0
	55~59 岁	0.7	4.2	11.6	10.6	72.9	0.9	4.4	8.7	8.6	77.4	0.5	4.1	14.7	12.6	68.1
	60~64 岁	0.4	3.8	9.7	11.0	75.0	0.3	3.6	10.1	8.7	77.2	0.5	4.0	9.3	13.1	73.1
	65~69 岁	0.3	2.7	8.0	9.7	79.3	0.2	1.7	7.6	8.3	82.2	0.4	3.7	8.3	11.0	76.6
	70~74 岁	0.3	3.1	7.3	9.2	80.0	0.1	2.6	6.7	6.9	83.7	0.5	3.7	8.0	11.4	76.4
	75~79 岁	0.4	3.6	8.1	10.4	77.6	0.0	4.7	7.2	8.5	79.6	0.7	2.5	9.0	12.1	75.7
	≥ 80 岁	0.0	1.4	8.0	5.3	85.4	0.0	1.2	11.7	3.9	83.1	0.0	1.5	4.3	6.7	87.6
男性	小计	3.2	17.5	15.1	7.5	56.7	3.6	18.0	14.4	6.1	57.9	2.8	17.0	15.8	9.0	55.3
	18~24 岁	8.5	36.7	16.7	4.0	34.1	9.4	40.7	14.8	3.0	32.1	7.5	32.8	18.5	5.0	36.2
	25~29 岁	3.9	32.3	17.6	6.1	40.0	4.4	32.6	18.6	4.9	39.5	3.3	32.0	16.4	7.6	40.7
	30~34 岁	2.8	20.7	19.6	4.5	52.3	3.8	21.5	18.9	4.2	51.6	1.5	19.8	20.5	5.0	53.2
	35~39 岁	2.6	15.9	15.8	8.4	57.3	2.5	15.1	14.2	6.8	61.4	2.6	16.9	17.5	10.3	52.7
	40~44 岁	2.0	12.5	16.2	9.8	59.5	2.0	11.7	16.0	8.1	62.2	2.0	13.3	16.5	11.7	56.6
	45~49 岁	1.9	7.9	13.5	7.8	68.8	2.5	7.1	13.0	8.2	69.2	1.3	8.9	14.1	7.3	68.4

续表

		合计					城市					农村				
		每天	每周	每月	每年	不吃	每天	每周	每月	每年	不吃	每天	每周	每月	每年	不吃
	50~54 岁	1.2	6.8	12.7	10.5	68.8	1.2	5.1	13.7	5.9	74.2	1.2	8.7	11.5	15.5	63.1
	55~59 岁	0.7	5.5	13.6	9.4	70.7	1.2	5.1	9.4	7.9	76.5	0.3	5.9	17.9	11.0	64.8
	60~64 岁	0.5	3.7	11.2	10.7	74.0	0.4	3.7	12.8	7.6	75.6	0.5	3.7	9.9	13.2	72.7
	65~69 岁	0.4	3.1	9.9	9.7	76.9	0.2	2.0	9.6	8.6	79.5	0.5	4.1	10.2	10.6	74.6
	70~74 岁	0.3	3.8	9.5	9.8	76.6	0.2	4.0	7.5	8.6	79.8	0.4	3.6	11.4	10.9	73.7
	75~79 岁	0.2	3.1	8.8	11.7	76.2	0.0	3.7	7.5	9.6	79.3	0.4	2.5	10.1	13.8	73.2
	≥ 80 岁	0.0	2.0	14.5	3.3	80.1	0.0	1.6	19.2	2.9	76.4	0.0	2.7	7.9	4.0	85.5
女性	小计	1.3	10.5	14.2	10.5	63.4	1.5	12.1	13.2	8.1	65.1	1.1	8.6	15.3	13.4	61.6
	18~24 岁	3.1	23.1	18.3	7.5	48.1	4.0	27.5	15.8	8.3	44.4	1.9	17.8	21.2	6.5	52.5
	25~29 岁	2.0	15.4	19.2	8.2	55.3	2.6	19.2	16.9	4.2	57.1	1.1	10.0	22.4	13.9	52.7
	30~34 岁	2.2	11.5	18.0	12.8	55.5	2.2	14.0	17.3	7.6	58.9	2.1	8.3	18.9	19.3	51.4
	35~39 岁	1.0	9.0	16.0	12.4	61.5	1.0	9.5	16.0	9.7	63.8	1.1	8.4	16.0	15.7	58.7
	40~44 岁	0.6	7.9	15.3	12.4	63.8	0.3	7.8	15.5	8.2	68.2	0.9	8.0	15.1	17.4	58.6
	45~49 岁	0.4	6.0	13.4	12.5	67.8	0.3	5.6	11.5	9.5	73.1	0.4	6.5	15.6	15.9	61.6
	50~54 岁	0.4	5.1	11.3	12.0	71.2	0.4	3.9	9.7	8.6	77.3	0.3	6.8	13.5	16.7	62.8
	55~59 岁	0.6	3.0	9.6	11.8	75.0	0.5	3.6	8.1	9.4	78.3	0.7	2.2	11.3	14.3	71.5
	60~64 岁	0.3	4.0	8.1	11.4	76.1	0.3	3.6	7.6	9.8	78.7	0.4	4.4	8.7	13.0	73.6
	65~69 岁	0.2	2.3	6.0	9.7	81.7	0.1	1.4	5.7	7.9	84.8	0.3	3.2	6.3	11.5	78.7
	70~74 岁	0.3	2.5	5.1	8.6	83.5	0.0	1.3	5.9	5.4	87.3	0.7	3.8	4.2	12.0	79.3
	75~79 岁	0.5	4.0	7.5	9.1	78.8	0.0	5.7	7.0	7.6	79.8	1.0	2.5	8.0	10.5	77.9
	≥ 80 岁	0.0	0.9	3.2	6.7	89.2	0.0	0.9	4.4	4.9	89.8	0.0	1.0	2.4	8.0	88.6

附表 29 不同性别、年龄、地区人群含糖碳酸饮料摄入频率构成（%）

		合计					东部					中部					西部				
		每天	每周	每月	每年	不吃	每天	每周	每月	每年	不吃	每天	每周	每月	每年	不吃	每天	每周	每月	每年	不吃
合计	小计	2.3	14.1	14.7	9.0	60.0	2.2	15.4	12.8	6.2	63.4	3.2	15.5	16.7	12.1	52.5	1.3	10.3	14.9	9.4	64.1
	18~24 岁	5.8	30.0	17.5	5.7	41.0	5.5	33.7	13.9	5.8	41.2	8.4	32.0	19.3	5.8	34.5	3.1	21.1	21.3	5.5	49.0
	25~29 岁	2.9	23.9	18.4	7.2	47.6	2.4	22.9	18.0	5.4	51.4	4.8	26.9	20.5	8.6	39.3	1.9	22.4	16.7	9.4	49.6
	30~34 岁	2.5	16.2	18.8	8.6	53.9	2.1	17.0	17.0	5.1	58.9	4.0	17.3	21.7	11.6	45.3	1.6	13.4	19.0	11.9	54.1
	35~39 岁	1.8	12.6	15.9	10.4	59.4	1.2	11.5	13.5	7.1	66.7	2.8	15.3	18.6	14.4	48.9	1.5	10.8	16.0	10.2	61.4
	40~44 岁	1.3	10.2	15.8	11.1	61.6	1.0	9.0	12.8	6.9	70.3	1.8	11.8	17.4	15.3	53.6	1.1	9.9	18.1	11.6	59.3
	45~49 岁	1.2	7.0	13.5	10.1	68.3	1.0	5.0	11.8	6.8	75.4	1.3	8.8	15.8	12.7	61.3	1.2	7.4	12.2	11.5	67.6
	50~54 岁	0.8	6.0	12.0	11.3	70.0	0.8	5.0	9.7	5.6	78.9	1.0	7.4	14.6	15.8	61.1	0.3	5.5	12.2	15.3	66.7
	55~59 岁	0.7	4.2	11.6	10.6	72.9	0.8	4.5	6.9	7.2	80.6	1.0	5.4	15.1	14.1	64.3	0.1	2.4	13.5	10.6	73.4
	60~64 岁	0.4	3.8	9.7	11.0	75.0	0.4	3.7	7.9	6.9	81.1	0.2	5.8	11.6	15.1	67.3	0.5	2.4	9.6	11.1	76.2
	65~69 岁	0.3	2.7	8.0	9.7	79.3	0.4	2.5	7.6	6.4	83.2	0.6	3.0	7.4	17.5	71.4	0.0	2.7	8.7	6.4	82.3
	70~74 岁	0.3	3.1	7.3	9.2	80.0	0.0	2.6	3.7	6.6	87.1	1.0	6.4	11.8	15.6	65.3	0.0	0.9	5.7	5.6	87.8
	75~79 岁	0.4	3.6	8.1	10.4	77.6	1.3	4.8	9.9	8.8	75.3	0.0	2.6	9.0	14.4	73.9	0.0	3.5	6.2	8.3	82.1
	≥ 80 岁	0.0	1.4	8.0	5.3	85.4	0.0	1.6	5.5	2.3	90.5	0.0	1.3	5.2	8.7	84.8	0.0	1.3	11.0	5.0	82.7
男性	小计	3.2	17.5	15.1	7.5	56.7	3.0	19.4	12.5	4.3	60.9	4.7	19.1	17.5	10.5	48.2	1.6	12.6	16.4	8.9	60.4
	18~24 岁	8.5	36.7	16.7	4.0	34.1	8.2	41.4	10.3	2.3	37.8	12.3	37.9	20.5	2.9	26.4	3.7	25.6	24.3	9.0	37.4
	25~29 岁	3.9	32.3	17.6	6.1	40.0	3.3	30.6	17.3	3.5	45.3	6.0	35.2	19.0	10.4	29.4	2.4	32.6	16.4	6.8	41.8
	30~34 岁	2.8	20.7	19.6	4.5	52.3	1.5	20.4	17.8	1.9	58.5	4.7	22.7	25.1	8.8	38.8	3.6	19.1	16.6	5.5	55.2
	35~39 岁	2.6	15.9	15.8	8.4	57.3	1.3	12.1	13.6	7.5	65.4	5.1	23.1	16.8	11.5	43.4	1.4	13.3	18.2	6.1	61.0
	40~44 岁	2.0	12.5	16.2	9.8	59.5	1.5	12.0	12.9	4.7	69.0	3.1	12.1	16.3	13.4	55.1	1.3	13.9	21.6	12.7	50.6
	45~49 岁	1.9	7.9	13.5	7.8	68.8	1.6	5.4	12.6	6.1	74.3	2.1	11.2	16.5	10.6	59.6	2.3	7.6	10.3	6.4	73.4

续表

		合计					东部					中部					西部				
		每天	每周	每月	每年	不吃	每天	每周	每月	每年	不吃	每天	每周	每月	每年	不吃	每天	每周	每月	每年	不吃
	50~54 岁	1.2	6.8	12.7	10.5	68.8	1.2	6.5	11.0	4.2	77.1	1.6	7.2	16.6	13.3	61.2	0.5	6.7	9.6	18.3	64.9
	55~59 岁	0.7	5.5	13.6	9.4	70.7	0.6	5.4	7.5	5.9	80.6	1.2	6.8	16.9	13.9	61.2	0.2	3.9	17.4	8.2	70.3
	60~64 岁	0.5	3.7	11.2	10.7	74.0	0.4	3.5	9.7	5.0	81.4	0.3	6.6	12.5	12.8	67.8	0.6	1.7	11.3	12.8	73.5
	65~69 岁	0.4	3.1	9.9	9.7	76.9	0.5	4.3	10.3	5.2	79.7	0.7	4.4	9.3	19.2	66.4	0.0	1.3	10.2	5.7	82.8
	70~74 岁	0.3	3.8	9.5	9.8	76.6	0.0	3.9	4.2	5.8	86.1	0.9	8.4	13.4	16.3	60.9	0.0	0.4	9.5	7.2	82.9
	75~79 岁	0.2	3.1	8.8	11.7	76.2	0.7	5.2	9.3	10.8	74.0	0.0	4.4	11.5	14.8	69.3	0.0	0.5	6.2	9.8	83.4
	≥ 80 岁	0.0	2.0	14.5	3.3	80.1	0.0	2.8	5.8	0.5	90.9	0.0	0.8	11.2	6.1	81.9	0.0	2.3	22.0	3.4	72.3
女性	小计	1.3	10.5	14.2	10.5	63.4	1.2	11.1	13.2	8.3	66.2	1.7	11.8	16.0	13.8	56.7	0.9	8.2	13.5	9.8	67.5
	18~24 岁	3.1	23.1	18.3	7.5	48.1	2.2	24.6	18.2	9.8	45.1	4.5	26.0	18.2	8.7	42.6	2.6	17.1	18.5	2.4	59.4
	25~29 岁	2.0	15.4	19.2	8.2	55.3	1.4	14.6	18.7	7.4	58.0	3.4	18.1	22.0	6.7	49.7	1.5	14.1	16.9	11.6	56.0
	30~34 岁	2.2	11.5	18.0	12.8	55.5	2.8	12.9	16.0	9.0	59.3	3.3	11.9	18.3	14.6	52.0	0.1	9.0	20.9	16.8	53.2
	35~39 岁	1.0	9.0	16.0	12.4	61.5	1.0	10.6	13.3	6.6	68.4	0.5	7.7	20.3	17.3	54.2	1.7	8.7	14.2	13.8	61.6
	40~44 岁	0.6	7.9	15.3	12.4	63.8	0.6	5.8	12.7	9.3	71.7	0.4	11.6	18.6	17.5	52.0	0.9	6.3	14.9	10.6	67.3
	45~49 岁	0.4	6.0	13.4	12.5	67.8	0.2	4.5	10.9	7.5	76.8	0.6	6.7	15.2	14.6	62.8	0.2	7.1	14.1	16.8	61.8
	50~54 岁	0.4	5.1	11.3	12.0	71.2	0.4	3.5	8.5	7.0	80.7	0.4	7.7	12.6	18.4	61.0	0.1	4.0	15.4	11.7	68.8
	55~59 岁	0.6	3.0	9.6	11.8	75.0	1.0	3.6	6.4	8.5	80.5	0.7	3.9	13.2	14.4	67.8	0.0	0.9	9.7	13.0	76.4
	60~64 岁	0.3	4.0	8.1	11.4	76.1	0.3	3.9	6.3	8.6	80.9	0.1	5.0	10.7	17.3	66.9	0.5	3.3	7.7	9.2	79.4
	65~69 岁	0.2	2.3	6.0	9.7	81.7	0.2	0.7	4.9	7.6	86.6	0.6	1.6	5.3	15.6	76.8	0.0	4.0	7.3	7.1	81.7
	70~74 岁	0.3	2.5	5.1	8.6	83.5	0.0	1.3	3.3	7.4	88.1	1.0	4.5	10.4	14.9	69.3	0.0	1.5	1.6	3.7	93.1
	75~79 岁	0.5	4.0	7.5	9.1	78.8	1.8	4.4	10.3	7.1	76.4	0.0	0.9	6.7	14.0	78.4	0.0	6.2	6.1	6.9	80.9
	≥ 80 岁	0.0	0.9	3.2	6.7	89.2	0.0	0.7	5.3	3.8	90.2	0.0	1.6	0.9	10.5	87.0	0.0	0.6	3.4	6.1	89.9

附表 30　不同性别、年龄、地区居民果汁 / 果味饮料摄入量（ml）

		合计				城市				农村			
		合计	东部	中部	西部	合计	东部	中部	西部	合计	东部	中部	西部
合计	小计	6.0	6.3	7.0	4.5	6.4	6.9	6.7	5.0	5.6	5.4	7.3	4.0
	18~24 岁	14.2	15.2	16.4	9.7	15.1	18.1	14.7	9.3	13.4	11.7	18.2	10.1
	25~29 岁	9.7	8.1	12.8	9.2	10.5	8.4	16.2	8.0	8.7	7.6	8.7	10.3
	30~34 岁	7.1	6.8	7.8	6.9	8.5	8.4	7.0	10.7	5.5	4.7	9.0	3.5
	35~39 岁	4.8	3.6	6.7	4.4	5.0	3.4	7.3	4.7	4.6	3.8	5.9	4.2
	40~44 岁	3.4	3.0	3.9	3.4	3.4	3.1	3.6	3.8	3.5	2.8	4.3	3.1
	45~49 岁	3.0	2.6	3.2	3.4	2.9	2.6	3.3	3.0	3.1	2.6	3.2	3.7
	50~54 岁	2.0	1.6	2.5	1.9	1.7	1.6	1.9	1.9	2.2	1.5	3.2	1.9
	55~59 岁	1.7	1.8	2.2	1.0	1.7	1.5	2.3	0.9	1.7	2.2	2.1	1.0
	60~64 岁	1.3	1.5	1.3	1.0	1.2	1.4	1.1	0.9	1.4	1.8	1.5	1.1
	65~69 岁	1.3	1.4	1.4	1.2	1.0	0.9	0.5	1.7	1.6	2.0	2.7	0.9
	70~74 岁	1.2	0.6	2.5	0.3	1.1	0.9	1.9	0.3	1.2	0.4	3.4	0.4
	75~79 岁	1.1	1.2	1.4	0.7	1.4	1.1	1.6	1.3	0.8	1.3	1.1	0.3
	≥ 80 岁	0.6	0.7	0.3	0.9	1.0	0.7	0.4	1.6	0.4	0.6	0.1	0.3
男性	小计	7.0	7.7	7.5	5.4	7.5	8.1	7.5	6.2	6.4	7.0	7.5	4.8
	18~24 岁	16.8	19.8	16.5	11.2	19.0	22.9	15.6	13.2	14.7	15.9	17.4	9.9
	25~29 岁	10.6	8.7	12.9	12.4	10.6	8.2	15.7	10.2	10.6	9.4	9.6	13.4
	30~34 岁	7.7	6.0	7.7	11.4	9.5	6.3	8.9	21.7	5.4	5.6	6.3	4.1
	35~39 岁	5.6	4.0	8.5	4.8	5.3	3.6	9.4	3.7	6.0	4.5	7.7	5.8
	40~44 岁	4.2	3.8	4.5	4.2	4.2	4.3	4.1	4.4	4.1	3.0	5.0	4.1
	45~49 岁	3.8	3.4	4.2	4.2	3.6	3.2	4.6	2.9	4.1	3.6	3.7	5.2

续表

		合计				城市				农村			
		合计	东部	中部	西部	合计	东部	中部	西部	合计	东部	中部	西部
	50~54 岁	2.3	2.0	2.5	2.3	1.9	2.1	1.7	2.2	2.6	2.0	3.5	2.4
	55~59 岁	1.8	1.6	2.5	1.3	1.9	1.6	2.9	0.9	1.8	1.6	2.1	1.6
	60~64 岁	1.3	1.9	1.5	0.8	1.2	1.6	1.3	0.6	1.4	2.3	1.9	0.9
	65~69 岁	1.4	1.3	1.8	1.1	1.0	1.3	0.6	1.2	1.7	1.4	3.4	1.0
	70~74 岁	1.2	0.6	2.6	0.5	1.7	0.7	3.7	0.5	0.8	0.5	1.4	0.5
	75~79 岁	1.1	1.2	1.9	0.3	1.5	1.4	3.1	0.4	0.6	1.1	0.8	0.2
	≥ 80 岁	1.0	0.7	0.3	1.6	1.4	1.1	0.3	2.4	0.4	0.3	0.3	0.5
女性	小计	5.0	4.8	6.5	3.6	5.3	5.6	6.0	4.1	4.6	3.7	7.2	3.2
	18~24 岁	11.5	9.8	16.3	8.4	11.4	12.2	14.0	6.8	11.7	6.9	19.1	10.3
	25~29 岁	8.7	7.5	12.7	6.7	10.3	8.6	16.8	6.9	6.6	5.8	7.8	6.5
	30~34 岁	6.6	7.8	7.9	3.4	7.4	11.2	5.1	3.8	5.6	3.7	12.0	3.0
	35~39 岁	4.0	3.1	4.9	4.1	4.7	3.2	5.7	5.6	3.2	3.1	3.9	2.7
	40~44 岁	2.7	2.1	3.3	2.7	2.6	1.7	3.1	3.2	2.8	2.6	3.5	2.2
	45~49 岁	2.1	1.7	2.3	2.5	2.2	1.8	2.1	3.2	2.1	1.5	2.6	2.0
	50~54 岁	1.6	1.1	2.4	1.5	1.6	1.1	2.1	1.7	1.7	0.9	2.8	1.3
	55~59 岁	1.6	2.0	1.9	0.6	1.5	1.5	1.9	0.9	1.6	2.8	2.0	0.5
	60~64 岁	1.2	1.2	1.1	1.2	1.1	1.1	1.0	1.2	1.3	1.3	1.2	1.2
	65~69 岁	1.2	1.4	0.9	1.2	1.0	0.5	0.4	2.1	1.4	2.5	1.9	0.8
	70~74 岁	1.1	0.7	2.5	0.2	0.5	1.1	0.6	0.1	1.7	0.3	5.8	0.2
	75~79 岁	1.1	1.2	0.9	1.1	1.2	0.8	0.5	2.3	1.0	1.5	1.6	0.3
	≥ 80 岁	0.4	0.6	0.2	0.4	0.5	0.5	0.4	0.6	0.3	0.8	0.1	0.2

附表 31　不同性别、年龄、城乡人群果汁 / 果味饮料摄入频率构成（%）

		合计					城市					农村				
		每天	每周	每月	每年	不吃	每天	每周	每月	每年	不吃	每天	每周	每月	每年	不吃
合计	小计	2.3	15.3	15.5	9.8	57.0	2.4	16.5	14.9	8.7	57.5	2.1	14.0	16.2	11.1	56.5
	18~24 岁	6.2	32.6	17.9	7.2	36.0	6.6	35.9	16.0	8.0	33.5	5.8	29.0	20.0	6.4	38.7
	25~29 岁	3.8	26.1	18.8	9.1	42.1	3.8	29.2	17.9	7.3	41.8	3.8	22.2	20.0	11.5	42.6
	30~34 岁	2.2	17.5	21.5	9.3	49.5	2.3	20.2	20.6	8.2	48.6	2.0	14.2	22.6	10.5	50.7
	35~39 岁	1.4	14.8	17.4	10.5	56.0	1.6	15.3	17.8	9.4	56.0	1.2	14.2	16.9	11.8	55.9
	40~44 岁	0.8	10.5	18.0	12.1	58.5	0.7	10.5	18.3	10.2	60.4	1.0	10.5	17.7	14.3	56.4
	45~49 岁	1.0	7.7	14.4	10.4	66.5	1.0	7.1	13.6	9.4	68.9	1.0	8.5	15.3	11.5	63.7
	50~54 岁	0.4	6.6	12.5	11.7	68.8	0.6	4.7	11.4	9.2	74.1	0.2	8.9	13.8	14.7	62.4
	55~59 岁	0.6	4.5	11.1	11.5	72.3	0.8	4.7	8.6	9.5	76.4	0.4	4.2	13.7	13.6	68.1
	60~64 岁	0.4	3.5	9.8	11.8	74.5	0.3	3.4	10.3	9.1	76.9	0.5	3.7	9.2	14.2	72.4
	65~69 岁	0.4	3.7	8.3	9.9	77.7	0.4	2.0	8.1	8.5	81.0	0.4	5.2	8.6	11.2	74.6
	70~74 岁	0.4	3.2	7.5	9.2	79.7	0.5	2.4	6.8	7.9	82.3	0.3	3.9	8.2	10.5	77.0
	75~79 岁	0.2	4.3	8.5	9.0	78.0	0.4	5.7	7.9	7.3	78.8	0.1	3.1	9.0	10.6	77.2
	≥ 80 岁	0.1	1.5	7.2	6.9	84.3	0.1	2.2	10.6	4.6	82.4	0.2	0.7	3.9	9.0	86.1
男性	小计	2.8	16.8	15.2	8.2	57.1	2.8	18.2	14.1	7.4	57.5	2.8	15.3	16.3	9.0	56.6
	18~24 岁	8.6	33.4	16.4	4.5	37.0	8.8	39.8	12.3	5.3	33.7	8.4	27.2	20.4	3.8	40.2
	25~29 岁	3.5	30.1	18.9	7.6	40.0	2.6	32.7	19.4	6.2	39.1	4.6	27.0	18.3	9.2	41.0
	30~34 岁	1.8	19.9	17.3	6.8	54.2	2.4	21.3	17.3	5.4	53.5	1.0	18.0	17.4	8.5	55.0
	35~39 岁	1.6	17.2	16.0	8.4	56.8	1.5	17.2	15.9	8.0	57.4	1.6	17.1	16.2	8.9	56.1
	40~44 岁	1.0	12.3	18.0	10.3	58.4	0.8	12.6	18.2	10.1	58.3	1.2	12.1	17.7	10.5	58.5
	45~49 岁	1.5	8.4	14.1	8.4	67.5	1.6	7.6	13.3	8.4	69.1	1.5	9.3	15.1	8.4	65.7

续表

		合计					城市					农村				
		每天	每周	每月	每年	不吃	每天	每周	每月	每年	不吃	每天	每周	每月	每年	不吃
	50~54 岁	0.5	7.2	13.4	10.4	68.5	0.7	4.5	12.5	7.8	74.4	0.3	10.1	14.4	13.2	62.1
	55~59 岁	0.6	5.3	11.9	10.0	72.3	0.8	5.0	7.7	8.5	78.0	0.4	5.5	16.2	11.5	66.4
	60~64 岁	0.2	3.3	11.3	11.6	73.5	0.3	2.9	13.3	8.9	74.6	0.2	3.7	9.6	13.9	72.6
	65~69 岁	0.2	4.3	9.6	11.0	74.8	0.3	2.3	9.1	9.3	79.0	0.1	6.2	10.0	12.6	71.1
	70~74 岁	0.5	4.1	10.6	9.3	75.5	1.0	4.0	8.5	8.1	78.5	0.0	4.1	12.5	10.5	72.9
	75~79 岁	0.3	3.5	9.8	9.8	76.6	0.4	5.6	8.5	7.1	78.4	0.1	1.6	11.0	12.4	74.8
	≥ 80 岁	0.1	2.0	11.5	5.8	80.5	0.1	2.3	15.7	5.1	76.8	0.0	1.7	5.6	6.9	85.7
女性	小计	1.7	13.8	15.9	11.6	57.0	2.1	14.9	15.6	9.9	57.5	1.4	12.5	16.1	13.5	56.4
	18~24 岁	3.8	31.7	19.5	10.1	35.0	4.6	32.2	19.4	10.5	33.4	2.8	31.1	19.6	9.6	36.9
	25~29 岁	4.1	22.1	18.7	10.7	44.3	5.0	25.8	16.4	8.4	44.4	2.9	16.9	21.9	14.0	44.3
	30~34 岁	2.6	15.1	25.7	11.8	44.8	2.2	19.1	24.0	11.2	43.5	3.0	10.3	27.9	12.6	46.2
	35~39 岁	1.2	12.3	18.8	12.6	55.1	1.6	13.3	19.7	10.7	54.6	0.8	11.1	17.6	14.9	55.7
	40~44 岁	0.6	8.6	18.1	14.1	58.6	0.6	8.4	18.3	10.3	62.4	0.7	8.8	17.8	18.5	54.2
	45~49 岁	0.5	7.1	14.6	12.4	65.4	0.5	6.5	13.9	10.4	68.7	0.5	7.7	15.5	14.7	61.6
	50~54 岁	0.3	6.0	11.5	13.0	69.2	0.5	4.9	10.4	10.5	73.8	0.0	7.5	13.2	16.5	62.9
	55~59 岁	0.6	3.7	10.2	13.1	72.4	0.8	4.4	9.5	10.6	74.7	0.4	2.8	11.0	15.9	69.9
	60~64 岁	0.6	3.8	8.2	12.0	75.5	0.4	3.8	7.5	9.2	79.1	0.7	3.7	8.8	14.6	72.2
	65~69 岁	0.6	3.0	7.1	8.8	80.6	0.5	1.8	7.0	7.7	82.9	0.7	4.1	7.1	9.8	78.3
	70~74 岁	0.4	2.3	4.4	9.1	83.8	0.1	1.0	5.3	7.8	85.8	0.7	3.7	3.5	10.5	81.6
	75~79 岁	0.2	5.0	7.3	8.3	79.2	0.4	5.8	7.3	7.4	79.1	0.0	4.4	7.3	9.0	79.3
	≥ 80 岁	0.2	1.1	4.1	7.6	87.1	0.0	2.2	5.6	4.2	88.0	0.3	0.2	3.0	10.1	86.4

附表 32 不同性别、年龄、地区人群果汁 / 果味饮料摄入频率构成（%）

		合计					东部					中部					西部				
		每天	每周	每月	每年	不吃	每天	每周	每月	每年	不吃	每天	每周	每月	每年	不吃	每天	每周	每月	每年	不吃
合计	小计	2.3	15.3	15.5	9.8	57.0	2.5	15.8	14.0	7.2	60.6	2.6	17.8	17.5	13.0	49.1	1.5	11.6	15.4	10.1	61.4
	18~24 岁	6.2	32.6	17.9	7.2	36.0	7.4	32.9	15.8	6.9	37.0	7.2	39.9	21.0	6.8	25.1	3.0	22.5	17.7	8.4	48.5
	25~29 岁	3.8	26.1	18.8	9.1	42.1	2.2	25.1	18.9	7.0	46.9	5.3	29.8	20.6	11.0	33.3	5.7	23.8	16.3	11.5	42.7
	30~34 岁	2.2	17.5	21.5	9.3	49.5	2.2	17.8	19.9	6.3	53.8	2.6	18.2	22.7	12.8	43.7	1.7	16.3	23.0	10.9	48.0
	35~39 岁	1.4	14.8	17.4	10.5	56.0	1.4	12.8	15.5	8.4	61.8	1.5	17.4	19.7	13.2	48.2	1.3	14.5	17.2	10.2	56.8
	40~44 岁	0.8	10.5	18.0	12.1	58.5	0.6	8.5	15.0	8.8	67.2	1.0	13.5	19.3	16.8	49.4	0.8	9.5	21.0	10.7	58.0
	45~49 岁	1.0	7.7	14.4	10.4	66.5	0.9	5.6	11.7	6.9	74.9	1.3	9.0	16.5	13.2	60.0	0.8	9.5	15.5	11.8	62.4
	50~54 岁	0.4	6.6	12.5	11.7	68.8	0.4	5.2	9.1	6.2	79.0	0.5	7.9	16.0	16.7	59.0	0.3	7.3	13.5	14.4	64.5
	55~59 岁	0.6	4.5	11.1	11.5	72.3	0.7	4.6	6.6	7.5	80.6	0.9	5.8	12.8	15.4	65.2	0.1	2.7	14.8	12.1	70.4
	60~64 岁	0.4	3.5	9.8	11.8	74.5	0.4	3.6	7.4	7.6	80.9	0.2	4.6	12.0	16.0	67.1	0.6	2.7	9.8	11.8	75.2
	65~69 岁	0.4	3.7	8.3	9.9	77.7	0.5	3.5	7.6	5.8	82.7	0.4	3.3	8.1	19.1	69.1	0.3	4.0	9.1	6.2	80.5
	70~74 岁	0.4	3.2	7.5	9.2	79.7	0.1	3.5	4.8	6.1	85.5	1.2	6.4	11.3	15.8	65.2	0.0	0.4	6.0	5.7	87.9
	75~79 岁	0.2	4.3	8.5	9.0	78.0	0.4	5.4	10.8	7.9	75.5	0.2	4.2	8.1	12.3	75.3	0.1	3.7	7.1	7.2	81.8
	≥ 80 岁	0.1	1.5	7.2	6.9	84.3	0.4	1.7	4.5	3.1	90.4	0.0	0.7	4.9	10.3	84.1	0.1	1.8	10.2	7.0	80.9
男性	小计	2.8	16.8	15.2	8.2	57.1	3.2	17.6	13.2	5.4	60.5	2.9	18.6	17.4	11.5	49.7	2.0	13.2	15.6	8.4	60.9
	18~24 岁	8.6	33.4	16.4	4.5	37.0	10.5	35.8	13.7	4.0	35.9	8.7	36.9	20.7	3.7	30.0	4.6	23.7	16.1	6.7	48.8
	25~29 岁	3.5	30.1	18.9	7.6	40.0	1.6	28.4	18.4	5.2	46.3	3.3	32.7	22.5	10.5	31.0	8.8	30.5	14.9	9.5	36.3
	30~34 岁	1.8	19.9	17.3	6.8	54.2	1.5	18.9	14.4	4.8	60.3	1.2	21.0	21.5	12.7	43.6	3.3	20.6	18.9	3.9	53.3
	35~39 岁	1.6	17.2	16.0	8.4	56.8	1.9	13.2	14.7	8.2	62.0	2.0	20.1	17.4	10.0	50.5	0.4	20.3	16.7	6.8	55.8
	40~44 岁	1.0	12.3	18.0	10.3	58.4	0.5	10.5	15.5	5.3	68.2	1.5	14.1	17.6	15.2	51.5	1.0	12.6	22.7	10.9	52.8
	45~49 岁	1.5	8.4	14.1	8.4	67.5	1.3	5.5	12.3	6.2	74.7	1.9	11.1	17.1	11.6	58.3	1.3	9.7	12.8	7.5	68.6

续表

		合计					东部					中部					西部				
		每天	每周	每月	每年	不吃	每天	每周	每月	每年	不吃	每天	每周	每月	每年	不吃	每天	每周	每月	每年	不吃
	50~54岁	0.5	7.2	13.4	10.4	68.5	0.6	6.3	10.1	4.6	78.4	0.6	8.1	16.7	14.8	59.8	0.4	7.4	14.5	14.8	62.9
	55~59岁	0.6	5.3	11.9	10.0	72.3	0.8	4.4	5.9	6.3	82.6	0.8	7.0	12.7	14.3	65.2	0.1	4.1	18.7	9.1	68.0
	60~64岁	0.2	3.3	11.3	11.6	73.5	0.5	3.1	8.9	6.9	80.6	0.2	6.0	13.5	14.3	66.0	0.1	1.6	11.3	12.8	74.1
	65~69岁	0.2	4.3	9.6	11.0	74.8	0.5	5.3	9.5	5.7	79.1	0.2	4.4	8.6	21.7	65.1	0.0	3.6	10.4	6.7	79.2
	70~74岁	0.5	4.1	10.6	9.3	75.5	0.0	4.9	6.0	6.9	82.2	1.5	8.3	14.2	16.6	59.5	0.0	0.5	10.4	5.4	83.7
	75~79岁	0.3	3.5	9.8	9.8	76.6	0.2	4.6	11.9	7.0	76.2	0.3	6.0	10.4	14.7	68.5	0.2	0.8	7.8	7.6	83.5
	≥ 80岁	0.1	2.0	11.5	5.8	80.5	0.0	3.1	3.9	1.5	91.5	0.0	0.8	5.8	9.2	84.2	0.2	2.1	19.9	6.5	71.3
女性	小计	1.7	13.8	15.9	11.6	57.0	1.7	13.8	14.8	9.1	60.7	2.4	17.0	17.6	14.5	48.5	1.0	10.2	15.3	11.6	61.9
	18~24岁	3.8	31.7	19.5	10.1	35.0	3.7	29.5	18.2	10.3	38.3	5.7	42.8	21.4	9.9	20.2	1.5	21.3	19.1	9.9	48.1
	25~29岁	4.1	22.1	18.7	10.7	44.3	2.7	21.5	19.4	9.0	47.4	7.5	26.6	18.6	11.6	35.7	3.2	18.3	17.4	13.2	47.9
	30~34岁	2.6	15.1	25.7	11.8	44.8	3.0	16.3	26.6	8.1	45.8	4.0	15.3	23.8	13.0	43.8	0.5	13.0	26.2	16.2	44.0
	35~39岁	1.2	12.3	18.8	12.6	55.1	0.8	12.2	16.6	8.7	61.7	1.0	14.8	21.9	16.2	46.1	2.1	9.5	17.6	13.2	57.6
	40~44岁	0.6	8.6	18.1	14.1	58.6	0.6	6.3	14.4	12.6	66.1	0.5	12.7	21.1	18.7	47.0	0.7	6.8	19.4	10.5	62.7
	45~49岁	0.5	7.1	14.6	12.4	65.4	0.4	5.6	11.1	7.7	75.2	0.7	7.1	15.9	14.7	61.5	0.3	9.4	18.2	16.1	56.0
	50~54岁	0.3	6.0	11.5	13.0	69.2	0.3	4.1	8.1	7.9	79.5	0.4	7.6	15.3	18.6	58.1	0.1	7.1	12.3	14.1	66.5
	55~59岁	0.6	3.7	10.2	13.1	72.4	0.7	4.7	7.3	8.7	78.5	1.0	4.4	12.9	16.6	65.1	0.0	1.4	10.9	15.0	72.7
	60~64岁	0.6	3.8	8.2	12.0	75.5	0.3	4.0	6.1	8.3	81.2	0.2	3.2	10.6	17.8	68.2	1.1	4.0	8.0	10.5	76.5
	65~69岁	0.6	3.0	7.1	8.8	80.6	0.6	1.7	5.6	5.9	86.2	0.7	2.2	7.5	16.2	73.4	0.6	4.4	7.7	5.6	81.7
	70~74岁	0.4	2.3	4.4	9.1	83.8	0.2	2.1	3.7	5.3	88.7	1.0	4.7	8.7	15.1	70.5	0.0	0.3	1.1	6.2	92.4
	75~79岁	0.2	5.0	7.3	8.3	79.2	0.5	6.0	9.9	8.6	75.0	0.0	2.4	5.8	9.9	81.9	0.0	6.3	6.5	6.9	80.3
	≥ 80岁	0.2	1.1	4.1	7.6	87.1	0.7	0.6	5.0	4.3	89.5	0.1	0.6	4.2	11.1	84.0	0.0	1.5	3.6	7.4	87.6

附　件

附件 1　口腔健康调查问卷

是否糖尿病：1 是　2 否

贴问卷编码条处

根据中华人民共和国《统计法》第三章第十五条规定，“属于私人、家庭的单项调查资料，非经本人同意，不得外泄”。

中国慢性病及其危险因素监测（2013）

个人问卷

调查对象姓名：＿＿＿＿＿＿＿＿＿	电话：＿＿＿＿＿＿＿＿＿
监测点名称（县/区）：	监测点代码：□□□□□□
乡镇/街道名称：	乡镇/街道代码：□
村/居委会名称：	村/居委会代码：□
家庭代码：□□	
调查员签名：＿＿＿＿＿＿＿＿＿	日期：2013 年□□月□□日
监测点质控员签名：＿＿＿＿＿＿＿	日期：2013 年□□月□□日
省级督导员签名：＿＿＿＿＿＿＿＿	日期：2013 年□□月□□日

中国疾病预防控制中心

慢性非传染性疾病预防控制中心

二〇一三年六月

贴采血编码条处

调查开始时间（24 小时制）：□□时□□分

第一部分　基本信息		
A1	您的出生日期 调查员注意：哪项记不清则在相应项内靠右填“-9”	□□□□年□□月□□日
A2	性别	1　男 2　女
A3	您的民族	1　汉族　　7　彝族 2　壮族　　8　土家族 3　满族　　9　蒙古族 4　回族　　10　朝鲜族 5　苗族　　11　藏族 6　维吾尔族　　12　其他民族
A4	您的文化程度	1　未接受正规学校教育　　5　高中 / 中专 / 技校 2　小学未毕业　　6　大专毕业 3　小学毕业　　7　本科毕业 4　初中毕业　　8　研究生及以上
A5	您目前的婚姻状况	1　未婚　　4　丧偶 2　已婚　　5　离婚 3　同居　　6　分居
A6	您的职业	1　农林牧渔水利业生产人员 2　生产、运输设备操作人员及有关人员 3　商业、服务业人员 4　国家机关、党群组织、企业、事业单位负责人 5　办事人员和有关人员 6　专业技术人员 7　军人 8　其他劳动者 9　在校学生 10　未就业 11　家务 12　离退休人员

第二部分　吸烟情况			
B1	您<u>现在</u>吸烟吗，每天吸、不是每天吸、还是不吸？	1　是的，每天吸 2　是的，但不是每天吸……………→ 3　以前吸，但现在不吸……………→ 4　从不吸………………………………→	 B3 B8 B11

第三部分 饮酒情况			
C1	过去 12 个月里，您喝过酒吗？	1 喝过，在过去 30 天以前 2 喝过，在 30 天内 3 没喝过………………………➔	 D1

第四部分 饮食情况							
请回忆在过去 12 个月里通常情况下，您是否吃过下列食物，并估计各类食物的食用频率和食用量。							
		a 是否食用 1 是，2 否	b 食用频率（只填其中 1 项）				平均每次食用量
			b1 次数 / 天	b2 次数 / 周	b3 次数 / 月	b4 次数 / 年	
D11	含糖碳酸饮料（250ml/ 杯）	□	□	□	□	□□	□□ . □杯
D12	果汁 / 果味饮料（250ml/ 杯）	□	□	□	□	□□	□□ . □杯

第八部分 口腔卫生			
H1	您上一次看牙距现在多长时间？	1 不到 1 年 2 1~2 年 3 3~4 年 4 5 年及以上 5 从没看过牙…………………➔ 6 记不清………………………➔	 H3 H3
H2	最近一次看牙医的原因是？	1 急性牙疼等口腔问题 2 慢性口腔问题去检查或治疗 3 接受预防性措施 4 定期口腔检查 5 寻求牙齿美容治疗 6 其他口腔疾病	
	调查员注意：若 H1 选择“1”，跳转到…………………………………➔		H4

H3	过去 12 个月内，您没有看牙医的主要原因是？	1 牙齿没有问题 2 牙病不重 3 没有时间 4 花费太高，看不起牙 5 附近没有牙科诊所或医院 6 害怕疼痛 7 挂号太难，过程繁琐 8 害怕传染病 9 其他原因	
H4	您上一次洗牙距现在多长时间？	1 不到 1 年 2 1~2 年 3 3~4 年 4 5 年及以上 5 从没洗过……………………→ 6 记不清……………………→	 H6 H6
H5	您最近一次洗牙的原因是？	1 治疗疾病　3 为了外观美观 2 预防疾病　4 去除口臭	
H6	您每天刷牙几次？	1 2 次或以上　3 不足 1 次 2 1 次　4 不刷牙	
H7	您认为口腔疾病与以下哪些疾病有关系？ （可多选）	1 糖尿病 2 高血压、心脏病等心血管疾病 3 肺炎等呼吸系统疾病 4 胃炎等消化系统疾病 5 骨质疏松 6 早产，低出生体重 7 都没有关系 8 不知道	
H8	您对自己目前的口腔健康状况如何评价？	1 好 2 一般 3 差	

调查结束时间（24 小时制）：□□时□□分

附件 2 口腔检查记录表

根据中华人民共和国《统计法》第三章第十五条规定，“属于私人、家庭的单项调查资料，非经本人同意，不得外泄”。

中国慢病监测（2013）

口腔健康检查记录表

调查对象姓名：__________	电话：__________
监测点名称（县／区）：__________	监测点代码：□□□□□□
乡镇／街道名称：__________	乡镇／街道编号：□
村／居委会名称：__________	村／居委会编号：□
家庭编码：□□	
检查者签名：__________ 日期：□□□□年□□月□□日	监测点质控员签名：__________ 日期：□□□□年□□月□□日
省级质控员签名：__________ 日期：□□□□年□□月□□日	

中国疾病预防控制中心
慢性非传染性疾病预防控制中心
二〇一三年 月

中国慢性病及其危险因素监测（2013）

口腔健康检查记录表

个人编码：□□□□□□□□□□

<table>
<tr><td rowspan="1">N1</td><td>牙列状况　18 17 16 15 14 13 12 11 21 22 23 24 25 26 27 28
□□□□□□□□□□□□□□□□
48 47 46 45 44 43 42 41 31 32 33 34 35 36 37 38
□□□□□□□□□□□□□□□□

牙列状况符号　0 无龋　1 有龋　2 已填充有龋　3 已充填无龋　4 因龋缺失　5 因其他原因缺失　6 未萌牙　7 牙外伤　8 其他或无法检查</td></tr>
<tr><td>N2</td><td>牙周状况（CPI）
0 健康
1 牙龈出血
2 牙石（无牙龈出血）
3 牙石（有牙龈出血）
4 浅牙周袋
5 深牙周袋
X 除外区段（少于两颗功能牙存在）
9 无法检查

16/17 □　11 □　26/27 □
46/47 □　31 □　36/37 □</td></tr>
<tr><td>N3</td><td>义齿修复状况　□
0 不需要修复
1 完全未修复
2 部分修复
3 全部修复</td></tr>
</table>

附件3 口腔检查方法及记录标准

一、牙列状况

1. 检查方法

检查在统一人工光源下，以视诊结合探诊的方式进行。检查器械包括平面口镜和CPI探针，必要时可以借助棉签擦去软垢。

2. 记录标准

（1）无龋牙（记录“0”）：牙齿健康，无因龋所做的充填物，也无龋坏迹象的完整牙齿记为无龋牙。龋洞形成前阶段及其类似的早期龋情况，都不作为龋坏记录。以下情况不诊断为龋齿：

1）白垩色的斑点；

2）牙冠上变色或粗糙的斑点，用CPI探针探测未感觉组织软化；

3）釉质表面点隙裂沟染色，但无肉眼可见的釉质下潜行破坏，探针也没有探到洞底或沟壁有软化；

4）中到重度氟牙症所造成釉质上硬的、色暗的凹状缺损；

5）牙釉质表面的磨损；

6）没有发生龋损的楔状缺损。

（2）龋齿（记录“1”）：牙齿有明显的龋洞、或明显釉质下破坏、可探及软化洞底或洞壁的病损记为龋齿。要使用CPI探针来证实视诊所判断的龋坏。牙齿上有暂时充填物按龋齿计，窝沟封闭同时伴有龋者也按龋计。可疑龋不能记为龋齿。

（3）已充填有龋（记录“2”）：牙齿上有充填物且伴有龋坏者记为已充填有龋。无须区分再发龋或继发龋（即不管龋损是否与充填体有关均使用同一代码）。

（4）已充填无龋（记录“3”）：牙齿上有永久充填物且无任何部位龋坏，记为已充填无龋。因龋而做冠修复的牙齿也记这个记分。

（5）因龋缺失（记录“4”）：因龋而拔除的恒牙。对于45岁以下的受检者，如果牙齿不存在，需要询问牙齿不存在原因，分别记录为“4”“5”或“6”。45岁以上的受检者，不管任何原因只要牙齿不存在均记录为“4”，包括第三恒磨牙。

（6）因其他原因缺失（记录“5”）：因先天缺失，或因正畸、牙周病、外伤等丧失的牙齿。

（7）未萌牙（记录“6”）：仅用于恒牙未萌且没有乳牙存在的缺牙区，不包括先天缺失牙。这项记分不参与与龋病相关的计算。

（8）牙外伤（记录“7”）：牙齿因外伤而使部分牙面缺失且无龋坏的证据。

（9）其他或无法检查（记录“9”）：其他包括桥基牙、特殊冠或贴面，或非龋原因而进行的冠修复、覆盖牙齿唇面的贴面，这些牙无龋或充填物存在，无法检查指用于任何原因（如正畸带环、严重发育不良等）造成的已萌出的牙无法被检查，记为“9”。

3. 有关说明

（1）恒牙检查32颗牙齿，多生牙不检查，融合牙按2颗牙记录。

（2）可疑龋按无龋计。除非牙面视诊发现明确龋洞或借助探针发现明确龋洞或明显釉质下破坏，否则不记录为龋。不能明确诊断的早期龋不记录为龋。

（3）静止龋按龋齿计，楔状缺损和釉质发育不全基础上发生的龋按龋齿计。

（4）牙齿的永久充填物包括银汞、玻璃离子、复合树脂、复合体等，暂时充填物包括氧化锌、磷酸锌水门汀等。

（5）不是因龋做的牙体修复不按龋齿计。

（6）已充填的牙，充填体折断，如无继发龋，则按已充填牙无龋计。

（7）因正畸原因拔除的双尖牙，一律定为第一双尖牙。

（8）牙齿萌出的标准是：只要在口腔内见到牙齿的任何一部分，就应该认为这颗牙已经萌出。

（9）死髓牙记分方法与活髓牙相同。

（10）戴固定矫治器时，如牙齿可见部位占牙冠 1 / 2 以上，则作冠龋检查，牙冠可见部位占 1/2 以下则记为“9”（无法检查）。

（11）在某些年龄组，难以区分未萌牙（6）和缺失牙（4 和 5）。可借助牙齿萌出规律、缺牙区牙槽嵴外观、口内其他牙齿的龋坏情况予以鉴别。45 岁以上年龄组第三磨牙不论为未萌牙或缺失牙，只要不存在均记录为“4”。

（12）为方便起见，在若干颗牙齿记录一样的情况下，可以在牙列两端的格内填入相同代码，用直线连接，直线两端的代码必须相同。如全口无牙的情况下，可以在牙列两端的格内填入“4”，用直线连接；如多颗无龋牙，可以在牙列两端的格内填入“0”，用直线连接。

二、牙周状况

1. 检查工作要求

（1）检查内容：牙周状况检查使用社区牙周指数（CPI），内容包括牙龈出血、牙石和牙周袋深度。

（2）检查器械：采用 CPI 探针进行牙周检查。

CPI 探针用轻质金属材料制成，探针的头部为球形，直径 0.5mm，在 3.5~5.5mm 之间是一段黑色区。

（3）检查方法：以探诊为主，结合视诊。

检查时将 CPI 探针轻缓地插入龈沟或牙周袋内，探针与牙长轴平行，紧贴牙根。沿龈沟从远中向近中移动，作上下短距离的移动，以感觉龈下结石。同时查看牙龈出血情况，并根据探针上的刻度观察牙周袋深度。CPI 探针使用时所用的力不超过 20g，过分用力会引起受检者疼痛，有时还会刺伤牙龈。

（4）指数牙的选择

1）将口腔分为 6 个区段，检查每个区段的指数牙。20 岁以上者需检查以下 10 颗指数牙：

17，16	11	26，27
47，46	31	36，37

2）20 岁以下，18 岁及以上者只检查以下 6 颗指数牙：

16	11	26
46	31	36

3）WHO 规定，每个区段内必须有 2 颗或 2 颗以上功能牙，并且无拔牙指征，该区段才做检查。成年人的后牙区段，有时缺失一颗指数牙或有拔牙指征，则只检查另一颗指数牙。如果一个区段内的指数牙全部缺失或有拔牙指征时，则检查此区段内的所有其余牙，以最重情况记分。每颗指数牙的所有龈沟或牙周袋都必须检查到。每个区段两颗功能牙检查结果，以最重情况记分。以 6 个区段中最高的记分作为个人 CPI 分值。

2. 记录标准

（1）0= 牙龈健康

（2）1= 探诊后出血（无牙石）

（3）2= 牙石（无牙龈出血），探诊可发现牙石，但探针黑色部分全部露在龈袋外。探诊无牙龈出血。

（4）3= 牙石（有牙龈出血），探诊可发现牙石，但探针黑色部分全部露在龈袋外。探诊有牙龈出血。

（5）4= 浅牙周袋、早期牙周病，龈缘覆盖部分探针黑色部分，龈袋深度在 4~5mm。

（6）5= 深牙周袋，探针黑色部分被龈缘完全覆盖，牙周袋深度在 6mm 或以上。

（7）X= 除外区段（少于两颗功能牙存在）

（8）9= 无法检查

三、义齿修复状况

1. 检查方法

义齿修复状况的检查是根据检查所见判断缺失牙是否需要修复。对于是否修复需要结合视诊及问诊，问卷受试者是否佩戴义齿，如果已经进行义齿修复，即使检查当时未戴也记录为有义齿修复。上下颌义齿修复状况综合考虑记分。

2. 记录标准

（1）0= 不需要修复：全口无缺失牙，不需要修复。或者有缺失牙，如第三恒磨牙缺失或者其他牙齿缺失不需要修复。或者有缺失牙，因咬合关系限制等不能修复。

（2）1= 完全未修复：全口有一个或以上需要修复的缺失牙，但均未修复，或全部义齿为不良修复体。

（3）2= 部分修复：全口有一个或以上的需要修复的缺失牙，但仅有部分已经修复，或部分义齿为不良修复体。

（4）3= 全部修复：全口有需要修复的缺失牙，已经全部修复。